鬱の本

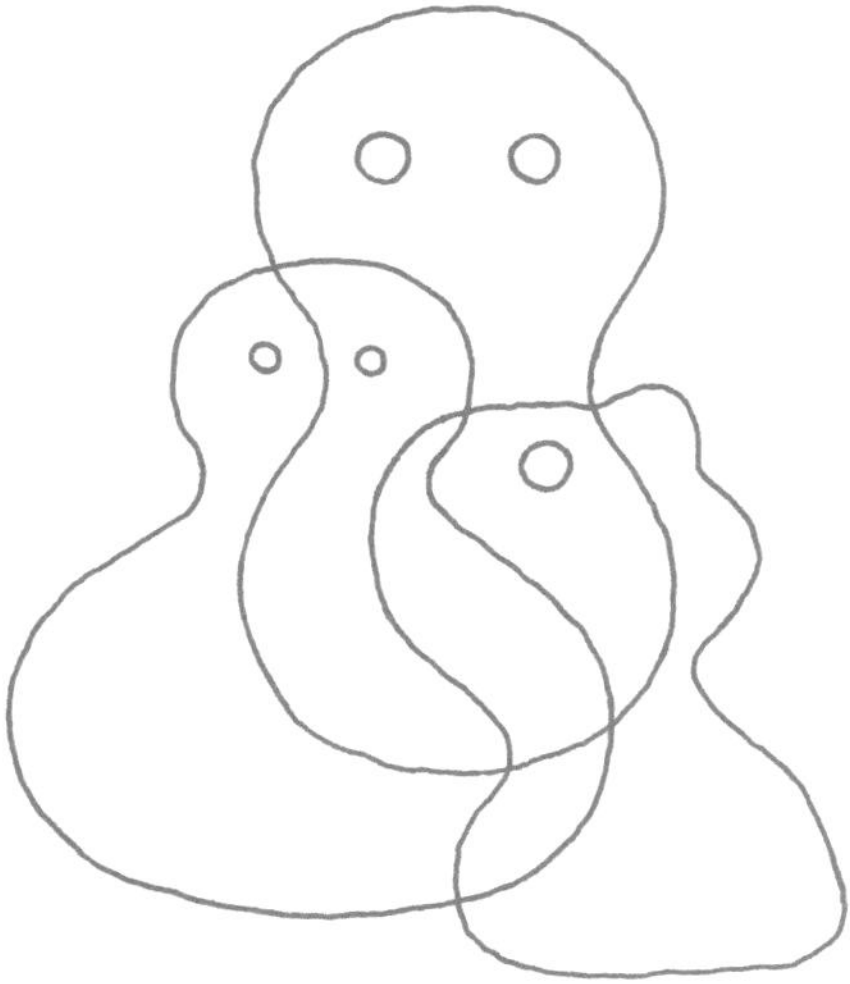

点滅社

鬱の本

はじめに

「小さな本を出したいね」
「小さいけれど、誰かが助かる本」
「たくさんの人が、鬱にまつわる大切な1冊について書いた本」

この本は、「毎日を憂鬱に生きている人に寄り添いたい」という気持ちからつくりました。どこからめくってもよくて、一編が1000文字程度、さらにテーマが「鬱」ならば、読んでいる数分の間だけでも、ほんのちょっと心が落ち着く本になるのではないかと思いました。

病気の「うつ」に限らず、日常にある憂鬱、思春期の頃の鬱屈など、様々な「鬱」のかたちを84名の方に取り上げてもらっています。

「鬱」と「本」をくっつけたのは、本の力を信じているからです。1冊の本として『鬱の本』を楽しんでいただくとともに、無数にある「鬱の本」を知るきっかけになれば、生きることが少し楽になるかもしれないという思いがあります。

この本が、あなたにとっての小さなお守りになれば、こんなにうれしいことはありません。

あなたの生活がうまくいきますように。

「鬱の本」編集部

※本書は、夏葉社さまが刊行している『冬の本』にインスパイアされ製作しました。島田潤一郎さま、北條一浩さま、櫻井久さまに、この場を借りて深くお礼申し上げます。

※本書は、うつや、うつのような症状の方のためのマニュアル本や啓発本ではありません。そのため、例えば「うつ病の具体的な治療方法」などは書かれておりません。ご了承ください。

鬱の本

「鬱」ベースの社会に

青木真兵

現代社会の問題点は、脳と身体の大きな乖離だと思っています。

現代はテクノロジーの発展によって、ますます脳を使う社会になっています。僕たちはパソコンで調べ物をして、知り合いや仕事相手に連絡をとり、重要な個人情報をアカウント名とパスワードで管理した生活を送っています。かつては調べ物をしようと思ったら辞書を引き、連絡をとるためには手紙を書き、重要なものは金庫にしまっていました。確かにこの間、物質という障壁を取り除いたことにより、誰もが簡単に調べ物をしたり連絡をとったりできるようになりました。これをもって世の中は便利で自由になったと言われます。それはその通りです。しかし、この「物質なるもの」は僕たちにとって障壁でしかなかったのでしょうか。

僕たち人間にとっての物質とは身体です。もっと正確に言うと、脳ですら物質なのですが。この身体があるからこそ、男性、女性、背が高い、低い、家族の問題、都市や田舎に住んでいる、体力がある、病気がちだ、などなど、多くの問題が発生します。確かに身体は僕たちの人生を妨げる障壁として作用する場面も多々あります。一方で、むしろこの障壁がもたらす理不尽や悲劇、はたまた奇跡によって、人類は物語を紡いできました。そんな本を一冊あげるとするならば、シャーウッド・アンダーソン『ワインズバーグ、オハイオ』が頭に浮かびます。

誤解しないでほしいのは、僕は身体を障壁ではないと言っているわけではありません。身体のシステムを人間は未だ完全に解明できていないにも関わらず、障壁だと決めつけて即排除することを危惧しているのです。便利だからという理由で山にトンネルを開通させたり、地中深くにリニアモーターカーを通す、それがもたらす影響、効果をどれだけ考えているのでしょうか。

物質や身体といった「面倒臭いもの」を排除することは、地球や生物といったシステム全体にどのような影響を与えるのか。気分として、病気としての「鬱」はこれに対するアラームです。だから本来、人間は「鬱」をベースに社会を構築するべきなのです。そうすると、もっと生きやすい社会になっていくのだと思っています。

怪談という窓

青木海青子

自らの先を生きようともがく中で、手足がずっしり重くなって息苦しい鬱状態に陥ってしまうことがあります。自覚が薄かったものの、10代の時分は鬱状態が酷かったような気がします。夜中に家族が寝静まってからベランダに出ては、下に飛び降りるイメージトレーニングに余念がありませんでした。そんな中、助けを求めるように書架に手を伸ばして抜き出した本は、何故だか怪談ばかりでした。江戸を舞台に、日常にぽっかりと開いた異界への入口を描く杉浦日向子『百物語』（新潮文庫）や、時代の狭間に取り残された思念を描く岡本綺堂『猿の眼』（国書刊行会）、闇に目を凝らす小泉八雲『怪談・骨董 他』（恒文社）などを読みあさっていました。

私はこれらの怪談を怖がりながら読んでいたわけではなく、見え隠れする向こう側の世界の存在に、どこか安心感を覚えていたように思います。今ここが苦しくても大丈夫、全然違う異界が広がっているのだから、そこではここと全く違う理が働いているのだから、と。そんな風に感じさせてくれる怪談の本たちは、私にとって、閉じ込められた部屋に開いた窓のようでした。扉と違って窓はすぐ別の場所に出ていける装置ではありませんが、窓があることで確実に今いる部屋以外の場所が存在していることが分かります。今ここが全てじゃないということを感じさせてくれる窓として、当時の私は怪談を強く求めたのでした。

そんな時分を何とか生き延び、今たまたま「彼岸」の図書館に住んでいます。「彼岸」には川の向こう側に位置するという意味と、現行の社会とは違った理で動く場所という意味が込められています。思い返してみると、鬱状態の酷かった10代に本を通じて得ようとした感覚を、今ではルチャ・リブロという場所を作って表現しているのだと気がつきました。そんなルチャ・リブロには、やっぱりどこかしんどい気持ちを抱えた人が多く訪れます。そんな人には書架から本を抜き出して、窓を開いてみてほしい。すぐには窓の向こう側にくり出せなくても、景色が目に入る、風が入ってくる。それで幾分楽に息が出来るようになるのではないでしょうか。何の本が良いか迷っているなら、先ほど挙げた怪談本はいかがでしょう。見え隠れする向こう側の世界がどこか懐かしく愛おしく描かれ、沈んだ心にそっと染み入ってくるかもしれません。

犬に限らず

安達茉莉子

飼っている犬にあまり懐かれない。以前居候していた妹夫婦の家のチワワには、仇敵見つけたり！　とばかりに毎日吠えられていた。大分の実家で飼っていた犬には、吠えられはしないものの、だいぶ下に見られていた。チェリーという名の黒い大型犬。名前はかわいいが、ロットワイラーという犬種で、ハリウッド映画で悪役が飼っている屈強な犬としてよく登場する。チェリーは女の子で、軽トラを引っ張るくらいには力強いが、性格は優しくおとなしかった。

犬は集団の序列を認識する。チェリーから見た私の地位は家族の中でどうやら一番下だった。餌やりも散歩もフンの始末も積極的にやっていたのに、チェリーは私よりも父や母、祖父母、弟妹に対してより恭順だった。私はそれでまったく構わなかった。チェリー、お散歩行こうか。今日はあそこまで歩いてみる？　最初だけめちゃくちゃダッシュするね。アスファルトより土の方が歩いてて気持ち良いよね。足の肉球的にも楽だろうし、土とか草とかの複雑な匂いが、地面からたくさんするもんね。そんなふうに話しかけながら、チェリーがお尻を左右にぶりぶりと振りながら歩くのを、リードを持って後ろから眺めていた。

ある日の夕暮れ、私は散歩のあと、庭の芝生でチェリーの体をブラッシングしていた。この世に無限があるとしたら、換毛期の犬の毛じゃないだろうか。実家は段々田んぼが並ぶ山の中にあり、人目もほとんどない。寝そべってチェリーに祖母の使い古しのヘアブラシをかけていると、母が窓から身を乗り出して、「あ、ちょっと！　ちゃんと毛は集めてね！」と叫ぶ。もう遅い。チェリーの毛は、ふわふわと、もさもさと、実家の広大な田んぼや道、あらゆるところに飛んでいった。取り返しがつかないくらいに散らばった。でも別にそれで良かった。ここでは誰も困らない。

『動物のお医者さん』を毎日読んでいた頃、あの漫画のような世界観の中で生きていくのが理想だった。皆変わり者ではみ出し者だが、別に誰も困らないし排除されることもない。無条件にそこにいて良く、自分じゃない別の誰かになる必要なんてない世界。私たちはチェリーに何ひとつ求めなかった。ただいてくれるだけでよかった。本当にそれだけでよかった。チェリーはある意味体現していた。誰だって、何もかも当たり前に受け取って、ただ安心しきっていればいいのだと。犬に限らず私たちもまた、ただそのままの自分で、失敗したって何も気にせず、安心して生きていればいいのだと。

にぐるまひいて

荒木健太

十九歳の頃、熊本から上京して、二十四歳の頃、本屋のようなお店を始めた。気付けば、二十年以上続いている。なにも長続きしたことがなかったので、こんなにも続くとは思っていなかった。すごいことのように感じるけれども、現実を見るとすごいとは思わない。

今週の月曜、売上は千百円だった。火曜と水曜は休みで、木曜は二千五百円だった。今日は金曜。六千円の売上だった。二十年前のぼくがこの事実を知ったら、お店を続けるだろうか。……わからない。

わからないが、未だにお店をやっている。これも事実。お店なんて、十年も続けていればもっとどっしりしたものになると思っていた。ところが、どうだろう。そんなことはない。じゃあ、なぜ続いているのか。これもわからない。今週の月曜のことをすこし書いてみる。

うちの店の閉店時間は二十時。たしか、閉店の二十分前くらいにお客さんが入ってきた。女性二人で、どうやら友達同士のようだ。閉店時間を把握しているようで、やや駆け足で店内を見てくれている。楽しそうに見てくれているのが嬉しい。

十九時五十八分、大きめのポストカードを四枚持って来てくれた。一枚、二百五十円。税込で合計千百円。その日の売上が、その瞬間までゼロだったことをこの二人は、知らない。ぼくが心の中で歓喜していることも、知らない。これを奇跡のように感じる人もいるかもしれないが、この前の週も同じようなことがあった。レジの履歴を見ると、二十時三分となっている。閉店時間を過ぎてしまっているが、その日もこれが初めての売上だった。この時もやはり心の中で歓喜した。

千百円と聞くと、ただの数字に感じるかもしれない。でも、どの売上も立体的で、なにかを成立させてくれている。売上だけの話ではない。おそらく、お店で起きる数値化されない立体的な出来事でぼくはやっていけている。こんなことがもう二十年も続いている。

今週は月末だったので、五十万円くらい振り込んだ。そして来週は、百四十万円を振り込まなければならない。お金のことだけを見ていると、ぼくはどうやって生きているのだろう、と思う。

店頭で『にぐるまひいて』という絵本を販売している。地味な絵本なので手に取る人も少ない。ひとつの家族がただただ生活しながら、みんなでいろんなものを作り、年に一回全てを売り払って、循環するお話。ぼくはこんな極端なことはやっていないけれど、これを読むたびにほっとする。

世界の色

飯島誠

一度、精神的に危険なところまで追い詰められたことのある人にとっては、求めるものは心の平静であり、それ以外のことは大して重要ではないという心境になるものだ。その時点から物事の価値が根本から変わり、世界の色が変わる。

高校生の頃からか、周囲と馴染めなくなった。楽しそうにしている周りの人たちに合わせる方法も意味も見いだせず、自分がいるべき場所はここではないと思うようになった。このころ好きだったのが「太宰治」「レディオヘッド」「アンゼルム・キーファー」で、その鮮烈な暗さに惹かれ没頭していった。そして日本から逃げるようにして行った米国の大学で暗黒の絵を描き続けた。希望のない作品を作り続けて二年ほど経ったある日、体に異変が起きた。やる気も気力も目標も楽しみも、刺すような心の痛みの中に消えてしまったのである。

辛い数年が過ぎこのままでは良からぬ未来が見えていたので、指向の転換をすべきと考えた。生きるために、実践しようと思いついたキーワードは「和解」である。死の方向から生の方向への和解。生きていくための色々な価値観との和解。優しさや、今まで不格好と思っていたことに生きていくヒントがあるのではないかと思った。そしてそれを吸収しようと思った。足を進めていくための「糧」を日常の中に、景色の中に、肌に触れる風の中に、美しい暮色の中に、そして作品の中に探そうと思った。ここで「世界の色」が変わった。

モネの絵画にある深い光が心に響いた。好きではなかった日本が妙に優しいものに思え、古来の童謡の和音階の旋律に涙がこぼれた。そのころ、宮崎駿の『出発点』という本を手に取った。虚無に足を引きずられつつ理想を持って格闘する姿と、彼の持つ世界の奥行きが溢れるようにして伝わってきた。そして仏教でいう「空」の思想を澄んだニヒリズムと言った彼の言葉に共感した。共感は心を軽くするのだ。宮沢賢治の『春と修羅』を手に取った。彼の詩の奥底に流れる空の思想にますます惹かれていった。空の思想は虚無思想と似ているが別物で、澄み渡った冬の空のように高く突き抜けているのである。そんなものたちに助けられて私は少しずつ回復していった。

今も「和解」と「糧」を模索する日々である。しかし、こんな風に生きてきたから私は鬱質の人たちの痛みがわかり、心の形がわかる。何かの力になりたいと思う。そして、感受性の細やかな人たちこそが世界を美しくするのだと心から思っている。

形を持った灯りを撫でる

池田彩乃

形を持っていてくれてよかった。頁を開く力がないときも枕元でこうしてクロス製本の表紙のかすかなぬくもりを撫でることができる、日に焼けた小口のやさしい茶色を見つめることができる。本であるけれどこれは魂のひとつの実り、信じたいものがここにあることの確かさ。ただここに在ってくれることに今日までどれほど助けられてきたか。

PARCO出版から2010年に刊行された『えーえんとくちから　笹井宏之作品集』は自分の持つ本の中で一番くたびれている。共に眠り、共に出かけ、十年以上経った今でも出会えたことがこの道をほのあかるく照らしてくれているとわかる。

くるしいときに、本なんか読めない。今、私は詩を書き、本を作り、人に本を手渡しているけれど、どんなにすばらしい本たちが目の前にあってもただ現実の重力に押し潰されてだらだらと泣き、逃げるように眠ることしかできない夜があることを知っている。「誰か」って声にはならないけれど「誰も」と言い切ることもできないあなたがなんとかこの本を開いていることに、私はすこし安心している。

火から火がうまれるときの静かさであなたにわたす小さなコップ　（笹井宏之）

本を読んでいる間は一対一になれるからいい。何を感じてもいい、何を受け取ってもいい、何を信じてもいい。そしてそれが誰かに伝えるための言葉にならなくてもいい。言葉になるものばかりじゃないことを、こんな風にゆるしてくれる言葉もある。あなたはただ差し出された小さなコップを受け取るだけ。それだけでいい。

自分の背骨となったこの小さな灯りは、２０１９年に筑摩書房から文庫化もされた。大事な本を薦めやすくしてくれた出版社には感謝しかない。勿論どちらも持っているけれど、長きを共にしたこのくたびれた『えーえんとくちから』はいつか自分と一緒に焼いてほしいと密かに願っている。読めなくても、触れられなくても、覚えた歌をいつかすべて忘れても最期の枕元にはやっぱり傍に居てほしい。人間にはできないお願いも本にはできる。

本はいつも待っていてくれる。この灯りが形を持っていてくれて本当によかった。

棚からぼたもち落ちてこい

石井あらた

「棚からぼたもち」ということわざ、あるじゃないですか。いいですよね。寝転がっていて、なんか甘いもの食べたいなーと思っているところに、棚からぼたもちが口にスポンと入る。ラッキー！　まぁそんなこと滅多に起こらないわけですが。

だから、寝転がった状態で「ぼたもち降ってこないかなー」なんて人はつぶやいたりするわけです。でも「それなら立ち上がって棚にぼたもちを取りに行くべき」とか求めてないアドバイスしてくる奴いるじゃないですか。なんもわかっちゃいないですね。こっちは棚から落ちてくるなら食べたい、と言っているんですよ。わざわざ起き上がって棚まで歩くのってだるいじゃないっすか。そのコストを考慮したら、別にそこまでして食べたくないって気分があるんですよ。ぼたもちを手に入れるまでのコストって、各人によって違います。家にぼたもちを置いてない人は外で購入しないといけないし、足が不自由で立ち上がるのが難儀な人だっています。

勘違いしないで欲しいんですが、遠くにあるぼたもちを、あれは酸っぱい腐ってるって言い張ってるのとは違いますよ。ぼたもちは美味しい。ただ自分で取りに行くほどじゃないだけ。

こういう、ノーコストで手に入るなら有るほうがいいけど、現状から真っ当にコスト払って得ようとすると割に合わないから無くていい、という状態が世の中にたくさんあります。ぼたもちを貯金とか学歴とか美に当てはめてください。そりゃ有るほうがいいんだろうけど、その「ぼたもち」との距離は人によって違うんですよ。

いいじゃないですか、何の努力もしないまま、ぼたもち落ちてこないかなー、お金降ってこないかなー、痩せないかなーって言っても。欲望と現実の折り合いを付けることは必要ですが、欲望を持ってること自体を否定するとこじらせますよ。進路が決まらない高校生の僕は『キャッチャー・イン・ザ・ライ』読んで、ほっとしたんです。愚痴ってるだけで、何ひとつ将来へのアクションを起こさない主人公。でもそれが名作と評価されている。世の中に肯定されている。僕もライ麦畑で遊ぶ子供のつかまえ役になりてぇー。「なら保育士になれば？」違うんだよ、保育士は僕は向いてなさそうだからなりたくないの。

ブランコ　　市村柚芽

横になると心臓の鼓動の音が聞こえた。生々しく、なんだか怖いし不快だった。その音は、自分が今生きていることを思い出させる。ようやく眠ると、実家にいる猫が腕の中から飛び出し、はぐれる夢を見た。

ウィスット・ポンニミット著『ブランコ』には、救いがなかった。私は当時、まだ起こってもいない未来の出来事に対して、強い不安を抱いていた。友人のKさんが読んでいたそれの表紙を見て、今読まねばと、なんとなく直感したのがきっかけだった。

きっと私は、大丈夫になったり大丈夫じゃなくなったりしながら、これから死ぬまで日々を送るのだろうと、この本を読んでから確信した。頼りにしていたひとすじのひかりが偽物だったことを知ったみたいに、読み終わって力が抜けた。

猫が生きていたとき、私は自分のためによく泣いた。手術が決まった日や、無事終わった後の電話で泣いた。いなくなる夢を見たり、妄想をしたときに泣いた。

別れの日に流した涙は、これまでのどんなものよりもさっぱりとしていて後を引かなかった。それは穏やかな最期を心からよかったと思えたからかもしれない。これまで一緒にいた日々は、出会いや別れよりもとても大きなものであるということが、私はその日、身をもってわかった。

遺骨が入ったちいさなカプセルを見て、ほんとうはこんなものいらないのになと思いながら、それでも地震が起きたりしたとき、真っ先にカバンに入れてしまう。

野菜を切ったり、味噌を溶いたり、口内炎ができたり、なんでもないことを笑ったり、不安やさみしさでいっぱいになったり、嘆いたり悔いたりして、日々を暮らす。足りないものは絵となって、あふれるものは言葉となって、私の前にあらわれた。日ごとに増えていくそれらを見て、ときどき自分のことを憎らしくも思う。

うまく寝付けない夜、天井を見ながら、切実さからずっと遠い、生きているか死んでいるかわからないようなところで暮らせたらいいのにと思った。でも、ほんとうは今のままでいいのだろうとも思った。偽物のひかりでも、それは私と私の目に映る世界を照らしてくれている。もう満たされていることを、私の身体はずっと前から知っていた。

憂鬱と幸福

海猫沢めろん

曇りの日が嫌いではない。好き、というほどではないけれど、自分の心と、外の風景の天秤がちょうどつりあい、世界と自分のチューニングが合っているという感じがする。晴れは軽すぎるし、雨は重すぎる。だから曇りがちょうどいい。

なにかの本で読んだけれど、心が鬱寄りのほうが物事のバイアスがなく正常に物事を判断できるらしい。鬱であるほうがマトモだと言われているようで安心する。

世の中には読んでいて気が滅入るような本がたくさんあるけれど、気が滅入っているときに元気で明るい本を読むとますます気分が沈んでしまう。くそー、なんなんだ、なんでおまえらはこんなにも楽しそうで明るくて未来を見ているんだ、いっそ爆破してやりたい……！完全な八つ当たりと逆恨みだけれど、このメンタルのときに何を言っても逆効果だ。こういうときにこそ憂鬱に寄り添ってくれる本が必要なのだ。

僕にとって「そういうとき」の本といえば、シオラン最後の著作『告白と呪詛』だ。どのページを開いても憂鬱なことしか書かれていない。一周して憂鬱芸人みたいになっている。どんな角度からでも憂鬱を打ち返してくる鬱界の大谷翔平。それがシオランだ。文章が短く、X（旧ツイッター）との相性がいいので、疲れた現代のサラリーマンにもおすすめだ。タイムラインに、いきなり〝何ひとつ達成できなかった。それでいて、過労で死んだ。〟とか流れてきた日にはすべてのやる気を喪失させてくれるだろう。

〝人間関係がかくもむずかしいのは、そもそも人間は互いに殴り合うために創られたのであって、「関係」などを築くようには出来ていないからである。〟などなど。こんなものを読んでいたらどんどん鬱になってしまう。

だけど別に良いではないか。この世界はいまどんどんおかしくなっている。そんな世界でマトモにものを見るためには、少し鬱になった視線が必要だ。今こそ世界に鬱が必要なのだ。陰キャもニートもひきこもりも不登校も、あらゆる悩みが正しい。成功するための自己啓発本のいう「成功」のうすっぺらさよ。彼らは成功を目指すことそれ自体がすでに人間的失敗であることに気づいていない。本当に目指すべきなのは成功ではなく幸福である。幸福はあらゆる人がそれぞれに実現することができる。シオランはカフカと同じく、その憂鬱のなかで幸福だったのではないだろうか。でなければすぐに自殺したはずだ。

憂鬱で苦しくとも、幸福を拒否してはいけない。真面目に生きることとユーモアが両立するように、憂鬱であることと幸福は両立するのだから。

世界の最悪さを確認する喜び

大谷崇

大学生のころのことだ。当時、私は教室と図書館と自宅を往復する生活を送っていた。サークルには入らなかったし、友達と呼べる存在は二人だけだった（ちなみに、ここでの友達とは、連絡先を知っている人くらいの意味だ）。教室では授業を受けていた。図書館では、暗い音楽を聞きながら暗い本を読んでいた。生きることの苦しさ悲しさを歌いあげる音楽、世界の悲惨さを私に感じさせ、教えてくれる本。それ以外は受けつけなかった。いいと思える曲を聞いていても、明るい歌詞が出てくると、うるせえ死ねと思いながらすぐに消していた。絶望を表現しているなら、どんな国の文学、どんな種類の音楽でも手を伸ばした——必ずしも理解できたわけではなかったが。例えばセリーヌの『夜の果てへの旅』、ブコウスキーからノワール小説まで。小説ではないが、アメリー『自らに手をくだし』。その途中で出会ったシオランを卒論の題目に選び、以降研究を続けている。

私は暗い本や音楽を通して何を得たかったのだろう。おそらく私はこの世界が最悪であることを繰り返し確認したかったのだと思う。そしてこの世界で生きる私たちの人生もひどいものだということを、何度も確認する喜びを味わっていたのだろう。それは屈折した喜びではある。不健康だと言われても、その通りとしか言いようがない（しかしこの人生において、健康であることはそれほどいいことなのだろうか）。

しかしもし、この暗い喜びこそが私を生きさせてくれていたとしたら、どうだろう。世の中には希望や喜びをもって生きている人も多いだろう。だがその逆の人もいる。ポジティブなものごとを通して人生の喜びを感じている人は、ネガティブなものを必要とする人を理解するのが難しいかもしれない。それでもそうした人は存在するものだ。そして私はその一人だった。

それは本を読み、音楽を聞くという間接的な方法でしか達成されえないことだったのだろう。私は誰かと考えを共有したいわけではなかった。本と音楽だけでよかった。この世界に、私以外にも人生の苦しみを感じ、表現している人がいるのを知るだけで、そして鑑賞を通じてあらためて世界と人生の苦しみを感じるだけで十分だった。だからこの時期には、もちろん苦しい記憶もあるが、それしかないわけではない。生きるのは苦しかったが、図書館で本を読むことは嫌いではなかった。当時の記憶と感情は、今でも自分のなかで生きている。

人と共感出来ず、なにしろもがいていた頃の話

大塚久生

鬱というより、昔の貧乏の話です。

初めて借りた部屋は古くて安い風呂無しアパートで、ベランダに前の住人の作った風呂がありました。洗濯機を置く場所に、風呂窯、風呂桶を置き、ベニヤで囲んだだけで「改善が必要」のシールが貼ってありました。きっと前の住人は、どう生きよう、どうしたら生きていける？との自問自答の末、手作りしたのだと思います。

僕も同じような事をしました。

キャベツ一つで一週間過ごしたり、スタジオ代節約のため外に音を漏らさず部屋の中で全力で歌えないかと防音壁風な物をつけたマイクを作ったり。もちろん失敗に終わりました。

10代の頃は、ちゃんとしたい気持ちはありましたが、大抵出来ませんでした。迷惑もかけました。もちろん、わざとではなく、とにかく無知で、社会や人の心を知りませんでした。好きな事に執着し、嫌いな物を拒否し、人のせいにし、合わせず、気難しく、笑わず、だんだん人と上手くやれなくなり、何を言っても無駄と、思っている事を話さなくなりました。

夜は灯をつけず、寝そべり、カーテンを閉めず、外の仄かな光がのびる部屋で、何故こうなのか、こんな時はこうしよう、次はこう言い返そうと、不測の事態に備え、遠く鳴る車や電車の音をただ聞いて過ごしました。そして、とにかく寝ませんでした。

日々、自分のペースで好きな曲を聴き、本を読み、曲を作り、遠くに行きたい気持ちもあるにはありましたが、ほぼ家にいるか、重い足で近所をうろついていました。

好きな作家は、国木田独歩、太宰治、後期の芥川龍之介、石川啄木。本、漫画、ロックに励まされ勇気づけられました。伝記、書簡、日記も好きでした。こんなかっこいい話を書く人がこんなダメなのかと知れば知る程安心しました。そういう意味でも、この作家たちは最高でした。無邪気な人たちだったのだと思います。今読むと違うかもしれませんが、当時は国木田独歩『濤聲』『運命』、石川啄木『啄木・ローマ字日記』などが好きでした。思春期の平和な日の記憶はあまりありませんが、特にキツい時は本が拠り所でした。

そして今はあの頃よりは人の気持ちも考えていると思います。例えば、誰かが振り上げた手がたまたま顔に当たったとして、当たり所が悪く凄く痛かったとしても、わざとでないなら許せそうです。時代が変わったのもあります。

当時、病院に行かなかったので、鬱と診断されたわけではありませんが、そんな鬱々とした10代でした。

椎名誠『ぼくは眠れない』　大槻ケンヂ

椎名誠著『ぼくは眠れない』は、作家の椎名誠さんが自らの不眠症について書いた本だ。世界中を旅行するなどタフガイの印象の強い椎名さんだが、不眠症も含め、メンタルに関することでの不調をたまに著作に書いている。『ぼくは眠れない』の中でも、過去のエピソードとして、ある時ふいに自分が大病を患っているに違いないと思い込み「オレは入院する！」と騒いで大病院に駆け込もうとしたが、奥様にそれとなく別の病院へ行くことをうながされ、付き添われていくとそこは「精神科」であった、という思い出を書いている。医師から「何も問題ないのだから帰りに奥さんとおいしい寿司でも食べていったらいいでしょう」と言われて、よく眠れるお薬を処方された、とのこと。椎名さんはこの話を他のエッセイ集にも書いている。残念ながらそちらの方は今手元にない。タイトルもよく思い出せない。でも僕は、その本に一つ個人的な思い出があるのだ。

僕がまだ20歳くらいの大昔だ。仲良くしていた女性が、ある日いきなり、メンタルの不調を訴えた。なんでも、心がふさぐ、らしい。それで精神科へ行くから「ついて来てね」というのだ。「え？　う、うん」付き添って、病院へ一緒に行った。どこの町の何という医者だったかまったく覚えていない。診察室と廊下が一枚の白いカーテンでしきられていて、彼女が診察を受けている間、ぼんやりと廊下に置かれたソファに座って待ったように記憶している。彼女は向精神薬を処方されて、しばらくの間、僕の前でそれを水で飲んでいた。彼女も僕も読書が好きで、読んだ本の話を喫茶店などで交わしていたのだけど、彼女の話の中には椎名誠も登場した。それで、というか……その頃の読書好きの若者はほぼ全員椎名誠を読んでいたから、僕も椎名誠の著作を何冊も読んだ。するとその中に例の、椎名誠の精神科診察の話があって、読んだ瞬間に僕は『あ……彼女はこの件《くだり》をやりたかったんじゃなかったのかな』と思った。椎名さんのエッセイは、メンタル不調の逸話としてよりも、奥様のさりげないやさしさと気づかいが際立つエピソードとして素晴らしかったような記憶がある。読者が若い娘なら、自分も仲良くしている男子にこんなふうにいたわってもらえたらうれしいな、と思うようなイキなはからいだ。彼女の唐突なメンタル不調付き添い依頼は、アレを読んだからじゃなかったのかな、と思ったのだけど、聞けずじまいでもう何十年も経った。

高校時代

大橋裕之

大袈裟ではなく、高校生の頃は一日の大半を妄想の中で生きていた。登校中、授業中、下校中、工場でのバイト中、眠る直前の布団の中、もちろん夢の中も。妄想内での僕は味気ない現実とは違って生き生きとしていた。文化祭でライブをすれば喝采を浴び、下校中に女生徒の自転車のチェーンが外れてるのを直してあげれば感謝され（なぜか僕は素早く立ち去る）、絡んできたヤンキーはボコボコにするし、文化祭でコントをやればウケるし、チェーンを直してあげた女生徒と再会して付き合ったけど、大雨の夜に閉店後のスーパーの横で泣きながら別れ話をしたりもした。

妄想は虚しいけど楽しかった。勉強も運動もできない人間は自らの妄想力でドーパミンを生成するしかなかったのだろう。その頃、既に友人達の進路は決まり始めていたし、車の免許を取りに行く奴らに置いていかれてる気もしたけど、特に何もできなかった。当時、鬱病ではなかったと思うが、高濃度の憂鬱状態だったのは確かだ。物心ついた頃から常にそうだった。さすがに頭の中だけで生きていることに危機感を覚え、妄想を減らす努力をしてみたものの、既に手遅れだった。

高校三年の夏、追い込まれた果てに僕はプロボクサーを目指すことにした。親と担任には心配され、友人には失笑された。運動も不得意で闘争心も無く、おまけに近眼の自分が突然目指すことになった夢は明らかな現実逃避だった。

そんな時、ふと部屋の本棚に差さっていた星新一の『悪魔のいる天国』を手に取った。小学生の頃、兄の真似をして購入したものの途中でほっぽり出したままだったのだが、この時は楽しく一気に読めた。最後に収録された短編「帰郷」には特に衝撃を受けた。ストーリーは地球へ単独で帰還中の宇宙飛行士の話。主人公は宇宙船内での孤独を紛らわすために終始妄想している。頭の中に思い描いた女の子と会話を繰り返しながらイメージを強化していき、やがて主人公はその彼女の耳の小さなホクロまで発見したのだ。おい、この主人公はまるで俺じゃないか。説明できない嬉しさがあった。自分もこんな話を漫画で描いてみたい。偶然その頃、友人の家でヤンマガ新人賞の荒削りな受賞作品を読んだばかりだったからだ。俺でもやれるかもしれない。

一瞬でプロボクサーから漫画家へと夢を変更した自分の軽薄さには眩暈がしたし、その後も憂鬱状態は続くのだが、今にして思えばあの時やっと現実を生き始めたような気がする。

ウツのときでも読める本

大原扁理

ウツのときって、まるでウツの壁にことばがブロックされてしまったように、本が読めなくなります。でも、ウツのブロックをスイスイすりぬけて、すーっと頭のなかに入ってくるふしぎな本もある。私にとってのそれは、須賀敦子さんの『こうちゃん』です。

こうちゃんという子にまつわる、散文詩のような、童話のような、ふしぎな話なんですが、この説明がすごく難しい。だいたいこうちゃんが、たぶん男の子、っていうことがわかっているだけで、どこの誰なのかはよくわからない。誰も知らない。なのにいつでも、どこにでもいて、誰でもあり、みんなが知っているようなのでもあるんです。なんじゃそりゃ。

一貫性があるようでないような、どうにも曖昧で、矛盾した存在。たしかにそこにいるのに、言葉でとらえようとしたとたん、しれっとかわされる。ふつうなら、こんな存在ってありえない。

だけど、ふと思う。なんでそもそもこうちゃんを、わざわざことばに当てはめなきゃいけないんだろうか。

須賀さんはこうちゃんを、ことばでつかまえようとしません。こうちゃんが時間を超え、場所を改め、登場するたびに、知らない子みたいに新鮮に、ただ出会い、ことばをふわりとのせるだけ。そんなことばの使い方があるってことを、大人になってからずいぶん忘れていた。懐かしいなぁ。

と、このへんで気づく。私は、ことばと行動に一貫性を求められる世界が苦手だったのだ。たとえば「あとで右折します」といって実際左折したら、めっちゃ怒られるじゃないですか(笑)。いや、どちらも本当の気持ちだし、こっちから見たら一貫してるんですけど。どーすりゃいいの?

心が弱っているときは、自分が発したことばが、ふとい鉄のくさりのように重く感じて、もう一歩も足を踏み出せないような気がする。でも、そんな矛盾した気持ちは大人の世界では「無責任」などとツッコまれるので、大きな声では言えません。

そんなとき、他の本は読めなくても、『こうちゃん』なら読める、というのは、きっとそういうことなんじゃないだろうか。

この本があってよかった。あのむずかしいことばの世界につかれてしまったとき、いつでも開けるように、ずっとそばに置いておきたい。

低迷期の友

荻原魚雷

布団に寝そべったまま枕の先の本棚に手を伸ばす。そのちょうどよいところに洪自誠著『菜根談』（魚返善雄訳、角川文庫、一九五五年）がある。

二十歳前後に近所の古本屋で買って三十数年、だいたい調子がよくないときにこの文庫の頁を適当にめくる。

『菜根談』は中国・明末の書（一五九一年あたり）。『菜根談』よりも『菜根譚』の題のほうが有名か。「談」と「譚」はほぼ同じ意味だそうだ。著者の洪自誠は生没年不明だが、四川の人だったことはわかっている。

わたしは旧仮名の魚返善雄の軽妙な訳が好みだ。古本だったから前の持ち主の傍線や書き込みが残っているのもいい。

「せまい道では、ひと足よけて人をやる。うまい物なら、十に三つは人にやる。これがこの世を気楽に渡るみち」

「手も足も出なくなったら、ふりだしにもどつてみよ」

昔の自分は人に道をゆずれず、ひたすらまっすぐ進んでしまう性格だった。たぶんどうかしていた。

一歩下がるのは進むための下地になる。危うい路はそのまま進まず、引き返したほうがいい。『菜根談』はなるべく摩擦や衝突を避け、平らかな気分で生きるための処世術の本である。

二十代半ばから三十歳のはじめにかけて、わたしは半失業状態だった。やることなすこと何もかもうまくいかない。人間関係が面倒くさい。すこし距離をとればいい。仕事がしんどい。あくせく働かず、つつましい生活を送ればいい。わかっていてもそれができない。できないことばかりで自己嫌悪に陥る。しかし行き詰まったら戻るという選択もある。戻ってやり直したほうがうまくいくことはけっこうある。

度をこすな——といった戒めもくりかえし記されている。飲みすぎ、食べすぎ、働きすぎ、たぶん怠けすぎもそうだろう。自分の適量を知る。何事もほどほどにする。疲れたら休む。今日を生きのび、明日につなぐ。

さっき開いた頁にはこんなことが書いてあった。

「いそいでもわからぬ事がある。ユックリだといつかわかる」

『菜根談』は五年十年と気が向いたときにパラパラ読んでいるうちにその教えがすこしずつしみわたってくる。今ではすっかり心身の低迷期の友のような本になっている。

多摩川で石を拾おうとした

落合加依子

痺れるほどの緑色の夢を歩いているのか、現実なのか。腰の高さまで生い茂る草を浮遊するように掻き分けてゆく。多摩川で石を拾いたい、って気持ちに急かされてここに来たけど、目を引く石なんて全然見つからないし、整備されていて川に下りることすらできない。そのうえ転んで左足を挫いた。つげ義春が『無能の人』で描いたのは、多摩川のどこだったんだろう。いくつもの商売に失敗して挫折した助川助三が、取り憑かれたように石を拾って売ったあの場所はいったいどこ。どこですか。

わたしには生活がない。ふとそう我に返ってアパートの部屋を見回すと、想像以上に空っぽで冷たかった。最低限の荷物しかないこの部屋には、別にここでずっと暮らすわけじゃないし、っていう往生際の悪さが漂っている。ここは仮住まいだし、わたしの人生はまだこんなもんじゃない。だからもっと仕事をがんばりたい、でももうこれ以上がんばれない。そんな絶望を右往左往しているうちに、いつも一日がとっくに終わっている。日常のなかに生活がないことへの腹立たしさが猛烈に込み上げてきて、全部やめちまいたくなった。応援される人間でいることにも疲れた。いまわたしは、生きることから仕事の部分を差し引いた、生活をやってみたいんだ。乗り越えることより挫けることを、勝つことより負けることを選びたい反抗期に突入してしまった。だから今日は意味のないことをしよう。

目についた石をつまんで持ち上げ、じぃっと見つめる。そして元の場所に戻す。夕日が沈むまでそんなことばかり繰り返す。きれいな石ひとつあれば、こんな人生もなにかおおきく変わるんじゃないか。どこにでもあるこんな日も、どこにもない日にできるんじゃないかって、助川助三に自分を重ねてすがるようにそう思った。でも結局、いいと思える石をどうしても見つけられなかった。悔しい。悔しい、はずなのに、わたしにはどうせ見つけられないっていう諦めが不思議と心地よくて、濃紺の空に浮かぶ月はあまりに美しかった。

正しく諦める。それが生活することなのかもしれない。助けてとか怒りの言葉のかわりに、わたしたちは文を書くことができる。先が見えないときこそ自由に書いていいし、背筋を伸ばさなくていい場を持っていい。多摩川に行ったけど石を見つけられませんでした。ただそれだけのことを日記のように書き残しておきたくなった。今日の諦めの心地よさがいつか、もっと大人になっているはずのわたしに届くように。

ポジティブ。

柿木将平

金が無い。全くもってない。全く持ってない。社会にこんな人間が、そこまで曲がってはいないけれどきっとどこかの棚に収納しているから私は起きている時間すべて歯を食いしばる。真っ直ぐ食いしばる。歯並び悪い私。今日は休み。休みなんて。Suicaの残高気にせずバスに乗り街へ出るなんてファストファッションの衣料品のセール品を買うなんて、そう思いベッド。最果て、ごはんを食べるなんて、そう思う。

「金が無いと心が貧しくなる。」あんなのは嘘。べつに心は豊かでも貧しくもなく歩く速度も変わらなく人にも優しくキスし笑い生きれる。ただ、歩く時は下を向くくらいで、ちょっと眠り浅いくらいで、ごはんを躊躇うくらいで。そう、なんてことはない。下を向いたってお月様にしか失礼じゃないし、いつかは必ず眠くなるし、お腹は空く。結果毎日そう。結果としての今日。だって自分で舵を切る仕事をしているのだから。好きを仕事に、そんな安い言葉はないけどそんなようなこの人生。そんな道を20代後半戦にひとまず全ベットし選んだのだからその草むらには「ごはんを躊躇する看板」の一つや二つ立ってるでしょう。因果応報。

それを立てたのは私だけど。

ホホホ座さんが取材した『わたしがカフェをはじめた日。』という本に登場する店主達もそんな時期がそんな看板があったのかも知れない。愉快で軽快な一冊。今日みたいな日はこの本。好き。許しがあるわけでも鼓舞されるわけでも私にとっての共感がそこにあるわけでもない。最初っからの晴れではないけど途中から晴れた日の晴れ。そんな晴れた人たちが答えている。生計、アルバイト、家賃、そんな言葉飛び交うインタビュー集。終始人間を感じることが出来る。そのスルスルとした人間味に煮えた内臓が反応しすこし落ち着く。

前も上も見ることさえままならないけど、底は見えてるこの人生。一社会人としては考えものだけど、一個人の人生年表でみたらちゃんと人生仕舞えたら面白くなるかも知れない。

9月23日（晴）Suicaのデポジット分500円を取り敢えず視野に、きっとそんな糞年表。

今日も終わる。日が暮れスマートフォンの液晶だけ光る。さあそろそろベッドから起きて皿を洗おう。炊いた白米3合、海苔、キムチで使った皿を。今日のうちに洗おう。これでまだ人間。

布団からの便り

梶本時代

乳首がちぎれかけている。全ての人が敵に思えて逃げ帰った晩、乳首の根元が裂けていた。右乳首、お前もか。私の絶望を養分にするように乳首の亀裂は拡がり、私の精神をも裂いた。殺してくれ。もう何もいいことがない。たとえいいことがあったって幸せになれない。私の呪いは誰にも解けない。誰にもわかってもらえないし、わかってもらいたくもない。人と考えをすり合わせたり、人に優劣を感じたり、影響を受けるのも影響を与えるのも、もうこりごりだ。蒸発してなくなりたい。そう思いながらトイレでうずくまっていた。

その時、視線の先にあったのが餅井アンナさんの『へんしん不要』だった。筆者である餅井さんから読者への手紙を模したエッセイ集だ。

しおりにしていたメモの切り端を取って「感情がでかすぎる」という章を読んだ。なにかと疲れやすい餅井さんがつづるため息のような文章は、コスパやタイパとは無縁の世界に連れて行ってくれた。風邪をひきかけていた私の心におかゆの如く沁み渡った。

ゆっくりと深呼吸をして本を閉じると、再び本のタイトルが目に入った。あなたのことをどうしようとも思いません、そしてあなたもまた、私をどうしようともしなくていいのです。そのままのあなたで、私で、生きていきましょう。

そんな想いを「へんしん（返信・変身）不要」という言葉から感じた。彼女のままならない日常が、今もこのトイレの床と地続きに存在する。その事実が心強かった。彼女のことは何もわからないけど、「つらいながらに生きています」というお布団からのお便りは、きちんと私に届いたのだった。

誰にも影響されたくない、いいことがあったって幸せになれない、私の呪いは誰にも解けない。そんな呪詛を上の口から排泄していた私は、トイレの水を意味もなく流した。ブルーレットの青が便器いっぱいに広がるのを見ながら、なんとなくやっていける気がした。

伸びをすると、右の胸が痛んだ。乳首も傷つきながら生きている。今度は痛みが私の背中を押した。私も、餅井さんも、右乳首も、傷ごと抱えて生きていく。それでいいのだ。また無理になった時、この本に帰ってきたい。お布団があたたかいだけで、この本がやさしいだけで、私はほんの少し長生きできるだろう。

『金髪の草原』の「記憶年表」

頭木弘樹

私はだいたいいつも鬱っぽい。

理由ははっきりしている。難病だからだ（潰瘍性大腸炎）。

理由ははっきりしているのだが、困ったことに、そこを中心に、理由のわからない鬱っぽさが、もやもやとたちこめてしまう。火元ははっきりしているのだが、そこから建物全体に煙が充満して、むしろその煙によって意識を失いかねないという感じだ。

理由のはっきりしない鬱っぽさは困る。はらいようがない。火元も消せない上に、煙もはらえないわけだ。

そんなときは泣きたいと思う。泣ければ、少しはすっきりするのではないか。「泣ける映画」とか「泣ける小説」とかはバカにされがちで、「泣ける」という言葉自体、嫌いだという人もいる。しかし、私はつらいときに泣くというのは、とても大切だと思っている。

しかし、なかなか泣ける作品というのはない。笑わせるのに比べて、泣かせるのは簡単なんて言うけど、そんなことはない。鬱っぽい人間を泣かせてくれる作品は、ごく限られている。

そんな貴重な作品のひとつをご紹介したいと思う。大島弓子の『金髪の草原』という短編漫画だ（白泉社文庫『四月怪談』などに収録）。登場する青年は、じつは老人だ。でも、記憶がもうろうとして、自分では青年のつもりでいる。だから、絵も青年として描いてある（これがとてもいい）。

そこにホームヘルパーとして若い女性がやってくる（こちらは本当に若い）。そして、掃除中にたまたま、この青年がまだ老人だったとき（記憶がしっかりしていたとき）に書いた「記憶年表」を見つける。自分の生涯についての記録だ。大学生のときに病気になって中退してから、毎年「心臓とまらず」と書いてある。それがずらーっと並んでいる。ずっと心臓を気にしながら、ただそれを気にするだけの人生を送ってきたのだ。

私はここで泣いてしまう。私もずっとお腹の調子を気にしながら生きてきたからだ。

鬱っぽい人の中には、ずっと何かを気にして生きてきた人も多いのではないだろうか。それはしかたのないことだったわけだが、しかし振り返ってみると、なんともむなしい。そして、もう取り戻せない。どうしようもない。

だが、この作品を読むと、なにかとても浄化される。そのつらさがちゃんと描かれているからだ。そのつらさを知っている人がいるからだ。いるからどうなんだ？　と言われればそれまでだが、それでも私はこの作品を大切に思うし、何度も何度も読み返している。

やらない勇気　勝山実

『荘子』のなかに「自分の影に驚く男」というおはなしがあります。自分の影と足音が怖くて仕方がない男で、走って逃げようとするものの、影はくっついて離れず、足音は高くなるばかり。しまいにはばったり倒れて死んでしまうのです。「木陰に入って休めばいいということを知らなかったわけだ」というのがオチとなっています。

鬱のときの私も（あなたも）こんな感じではないでしょうか。「影」とは、やらなきゃいけないあれやこれやのこと。手つかずの仕事や勉強が、過ぎ去った〆切りが、どんどん増えて山盛りになり、私たちはすっかりびびってしまい、心の中で逃走するのです。しかしどんなに走れども、放置したあれやこれやがなくなるなんてことはなく、事態は悪化、不安は大きくなって、早く片付けなきゃと焦るばかりです。

でもそうじゃない。私たちに必要なのは休息なのです。疲れたら休む、それしかない。ただ小心ゆえにその当たり前のことがなかなかできないのです。

だからついセコいことを考えてしまう。有意義な休息、つまりはただ休むのではなく、勉強もどきの、あとで仕事に役立つような、積み上げる読書（ニセ努力）を企てるのです。鬱のときに本が読めないという嘆き節はこういうときに発生します。やらなきゃいけないことをやるのに役に立ちそうな本を手にとっては、活字が頭に入ってこないと泣き言をいうのです。そんなのは読めないのではなくて、読みたくないのです。

結局は、なにもする気がおきないなんて言っていたのに、ネットでクソ動画やくそツイートを満喫している。一日が過ぎ去ったあとで、はげしく後悔してログアウト。でもどういうわけかまた電源を入れてログインしておりますな。なんででしょう、不思議ですのう。

でもそれでいいのです。どういう形にせよ、いちばん大事な休息をしていたのですからな。無駄な時間だけが休息になる。そもそも鬱の人に対し、本ができることなんてなにもない。どんなやさしい言葉も、心を癒やしてくれることはありません。だから鬱なのです。本で癒やされるものを鬱とは呼ばんのです。本は休んだあとで読むものだ！

なにを隠そう私は木陰に入って三十年、ずっと休息をしているひきこもりであります。だから本は読める。いつまで休んでいるんだ、出てこい、８０５０問題だぞ、と煽られても知らんぷりです。どうだ。これがやらなきゃいけないことを、やらなかった勇気の賜物なのですよ。

天窓から光　上篠翔

身体の疲弊というのか、精神の疲弊というのか、それらを分かつこともできないほど渾然とした疲弊のさなかにあるとき、ひとつなぎの長編小説を読み通すのは難しい。だから詩であったり、短歌であったり、あるいは断片的な形式の哲学書を眺めて、風景を観賞するような仕方で、さまざまに形をもった言葉という模様に向き合っていた。日野啓三の『天窓のあるガレージ』を手に取ったのも、それが断章形式の小説であったからだ。この時のぼくは激しい憂鬱の虫に取り憑かれていて、なるべく凝縮された意味から逃げたくて仕方がなかったのである。

『天窓のあるガレージ』は父親や恐ろしいヒマラヤ杉から逃れるように、空っぽのガレージにラジカセとともに逃げ込む少年の物語だ。物語とはいうものの、まるで少年のきまぐれな日記のように、エピソードは断片的に配置される。短いときは一行しかないようなセンテンスが五十個集まって、ひとつの短編小説となっているのだ。少年は、その空っぽのガレージにやってくるさまざまな闖入者を追い出したり、あるいはただ静観したりする。家のない老人、睦み合う恋人たち、自殺志願者、親指ほどの大きさの蜘蛛。あるいはアウシュビッツの遺品の写真をコレクションする、運動のできないサラリーマンである父親。少年は音楽以外を拒絶する。ガレージに閉じこもり、その無機物の城で宇宙船を作ることを夢見る。そこでの少年は、原罪を背負った人間ではなく、ほとんどかみさまだ。少年はミッション・スクールに通いながら、聖霊の存在にも、原罪という考え方にも懐疑的なのである。

もちろん、ここには日野啓三の宗教的背景や戦争体験が反映されているはずだ。それなのに、ぼくはこの小説の少年は自分のことである、と信じ込んでしまった。血縁、あるいは歴史という繋がりを拒絶して、音楽とともに部屋に引きこもる。ちょうどこの頃のぼくは、こころを壊して仕事を退職し、ただ天井を見上げているだけの二年間を過ごしていた時期だった。

ところで、少年のガレージには天窓がある。少年は天井を見上げたとき、はじめてそれに気がつくのである。蜘蛛の糸はそこから垂れ、光が射して少年は新しい力を得る。それは自らが自らの神となるような力であった。生きていく力、と簡単に言い換えてもいいだろう。今、ぼくがこうして生きているのも、天井に光射す天窓を見つけられたからかもしれない。

生まれてくるという鬱

切通理作

人が生まれてくるのは「祝福」ではないという人に会ったり、そう書いたものに接することがたまにある。外界にさらされて嫌な目にあったり、思い通りにならない現実を知らない状態である胎内の時間を「幸福」と捉えれば、この世に生まれたこと自体が「不幸」だというのだ。

だが記憶にない時代を、現在と比較して「幸福」と捉えるとしたら、意識と記憶のある時代は全部それよりは不幸だということになってしまう。

そう反発しつつも、私は「生まれることは不幸である」と言える人が少し羨ましい。

そういう人は、誕生日を祝えないくらい、子どもの時から孤独だったり、たとえば本来愛されるべきだと思える人から愛されない不幸な経験をしたのかもしれない。あるいは、生来クールな性格なのかもしれない。

メーテルリンクの『青い鳥』には、人間がまだ生まれる前、待機する国が登場する。住人は生まれてからこうしたい、ああしたいという夢を語るが、一方で、生まれた後、どのような運命をたどるのかも知らされる。生まれてすぐ病気で死ぬ運命の子も、そのことを知っているのだ。

しかし、生まれなければならない。それは決まっていることだから。

生まれる前の国で恋人同士になった者たちも、別れ別れになるしかない。

だからみんな、生まれ出ていく瞬間が来るまで、憂鬱そうな顔をしている。いつまでもここに残りたくはない。けれど、出ていくのは悲しい。

しかし光の船に乗った瞬間、彼らは一転して満面の笑みを浮かべて出帆していく。

たとえば私が本を読んだり、物語を味わうということ自体、自分一人の時間の中で、もう一つの世界を作り、その中に浸る経験だ。いつかは本を閉じ、現実に出ていかなければならない。

私が「生まれることは不幸である」と言える人を少しうらやましく感じるのは、自分の人生を、一冊の本のように一貫して捉えることが出来て、時にのめり込みながらも客観的になれる能力に対して……ということもあるのかもしれない。

私は同じ現実の中で起こったことさえ、少し経つと忘却し、似たような一喜一憂を繰り返しがちな人間だから。

「できない」自分との付き合い方

こだま

心の状態がおかしいと気付いたのは小学校で働いていた二十六歳の夏だった。もともと人の顔色を気にしたり、必要以上に自分を責めすぎたりするところがあった。クラス担任のほか、バレー部の顧問、指導部の部長を任せられていた。断ることもできたはずだけど、力を試されているのだ、と逆に張り切った。授業の準備、揉め事の対応、保護者からのクレーム、学級通信、会議の資料づくり。深夜までパソコンに向かう。処理が追い付かず、不安でたまらない。疲れているのに緊張して眠れない日々が続いた。

「できない」も「助けてください」も言えなかった。能力がないと思われたくない。女だから、若いから、と馬鹿にされたくなかった。教室に行く前に職員トイレで腹痛に耐える時間が増えた。そこまで追い詰められても尚、自分が鬱病だと気付けなかった。その年度の終わりに、足がもつれるように倒れて退職した。家に引きこもるようになると、無力感や不安に襲われた。働いても、働いていなくても、苦しい。やり過ぎて、疲弊して、自分の力のなさを思い知って殻に閉じこもる。何度職を変えても、その繰り返しだった。

X（旧ツイッター）に「レンタルなんもしない人」という人がいる。文字通り「なんもしない」自分を貸し出している。彼は周囲とうまくコミュニケーションを取れない性格を逆手に取り、ただ居るだけのサービスを始めて五年。今や海外メディアにも取り上げられる存在になった。

悩みを聞いてほしいという依頼者にアドバイスも励ましの言葉も掛けない。ただ聞くだけ。なんもしない。部屋の片付けを見守っていてほしいという依頼も、もちろん手伝わない。ただ見守る。スマホをいじりながら。お互いにそれでいいのだ。それがいい。人の良さや善意で動いていないところがいい。なんもしない自分のままで報酬を得て、面白がりながら生きている。三冊目となる依頼まとめ本『レンタルなんもしない人の〝やっぱり〟なんもしなかった話』もまた些細なものから、胸に秘めていた話まで盛りだくさんだ。どこか冷めた視点で綴られる端的なレポートを通して、依頼者の思いや暮らしが窺える。いろんな人がいるなあと思う。いろんなかたちの不器用な人がいていいのだと気付く。まわりに合わせることばかり考え、失敗を重ねてきた私は、自分を無理に変えず、「できない」ままで楽しく生きる術を教わった。

深い深い水たまり

小見山転子

基本的に元気がないので、稀にお出かけできると嬉しくなり、記念品のように本を買って帰ります。帰って本を積んで、ひとまずよしとします。そしてそのまま読めないのです。読みたいはずなのに、手に取る事すら重荷で、積読タワーをぼんやり眺めて日々が過ぎます。それがもう二十年は続いています。

写真が多くて薄い月刊雑誌を、次号発売までに読み切れないほど不調な時期もありました。私は怠けているのかな?と疑っていました。読書が一番好きな事だったのに、できないなんて、なぜ?

そこまで不調になったきっかけは、一度目の自殺未遂でした。奈良美智さんの画集『深い深い水たまり』を遺書の横に置いていきました。救命病棟から干からびたように退院し、家族の間で奈良さんの話はタブーになりました。奈良さんに申し訳なく、しかしその時の私はそうする事しかできなかったのです。間違っていたかもしれませんが、確かに受け取っていました。

奈良さんは詩人になりたかったのだそうです。表面上は随分と違う画家という人になっていますが、根っこのほうは何処かで繋がっているはずです。それを感じられるからこそ絵に惹かれるのでしょう。

私は詩を書く身になっていますが、詩人という肩書きの重みを引き受けきれずにいます。でも、書いているのであって、今そんな事ができているのは純粋に喜びです。元気がなくても、読書できなくても、書く事はできて、なぜなのかわかりません。

今年発売になった、奈良さんについて書かれた分厚い本『奈良美智　終わらないものがたり』を買ってあり、そしてまた積読タワーの一部になっています。いつか読める、読めるはずだよ、いつかはわからないけれど、きっと。そう思うだけで充分であり、この先がまだ続きますように、という願い事のようでもあります。自分で願った事だから、自分で壊してしまわないように。それだけはもうせずに済むように。なにもかもわからない事ばかりですが、そうであっても。

我輩はゴムである

ゴム製のユウヤ

ウディ・アレン監督の映画『ハンナとその姉妹』に、死の恐怖にぶちのめされた男が出てくる。監督本人が演じるその男は宗教に救いを求めるが、劇中ただただ右往左往するだけで無駄骨に終る。疲れ果てた男は映画館に立ち寄りマルクス兄弟の映画を観る。

マルクス兄弟は実際に血のつながったコメディアン集団で、元々舞台俳優だったが彼らを主役にいくつかのコメディ映画が作られた。太眉に口ひげ、腰を低くし大股で歩く皮肉屋グルーチョ。頭が悪いがずる賢く、口が達者なピアノ弾きのチコ。話すことが出来ないのかしないのか分からないが誰も声を聞いたことのない、ハープ弾きのハーポ。男前で地味なゼッポ。映画にはでてこないガモ。そんな構成だ。彼らの映画を初めて観たのは二十歳頃、今から十数年前。その時の俺は、あらゆる不安、無能感、挫折感から全く動けなくなっていた。もちろん仕事なんて出来ないし無い。友人も恋人もいなくなり、いくつかの病気と、映画を観る習慣だけが残った。

どん詰まりの恐怖から笑いに救いを求めた俺はコメディ映画特集のＤＶＤを買った。

チャップリンやキートン、ロイドを目当てに観たけど、どうしても気分が晴れなかった。それでも買った分だけ元を取ろうと思ってあまり興味の無いマルクス兄弟の映画を初めて観た。衝撃だった。彼らは劇中、醜態を晒し、欲を剥き出し、くだらないギャグの為に顰蹙を買い、権力者を虚仮にして暴れまわる。こんなどうしょうも無い奴らがいたのか！

この程度の衝撃で憂鬱が晴れきるわけも無いけど、嬉しかった。彼らの映画は、俺の様な金無し学無し病気持ちのろくでなしが存在を許され観客に笑ってもらえる世界だったから。

それから何年か経ってちょっとだけ自立できた俺は、グルーチョとチコが主演のラジオドラマの脚本集『マルクス・ラジオ』を買って読んだ。今度は自分で稼いだお金で。

それは優しく滑稽な二人がはしゃぎまわる良い本だった。こんな本を出版しようと尽力した人達がいるなら、この世は捨て切るには惜しいかもと思った。優しくはないけど滑稽な俺が、いつか孤独な誰かの助けになれたらと思った。

『ハンナとその姉妹』でマルクス兄弟の映画を観た男は安堵し決心する。悩んでも無駄だ、この馬鹿げた奴らと同じようにただ生きて、暴れて、目の前の幸福を追うしかない。

俺もあんたにそう思わせることが出来たらな、と思った。

鬱の本　佐々木健太郎

19歳の時、全てが怖くなって、外に出られなくなった。自分がそれまで当たり前に想定していた「普通の未来」とは随分離れてしまったな。と、悲しくなった。

ある日、消えてしまおうと、薬を大量に呑んで布団に入った。「これで目を閉じて寝たら、もう二度と起きる事は無いんだ」。と思った。それは意外にもあっさりとした心持ちで、まるで他人事の様だった。しかし程なくして経験した事の無いような強烈な吐き気で目が覚め、薬を吐き出して、そこからは地獄の苦しみに文字通り、のたうち回った。何時間か前には「消えたい」と思っていたのに、その時は「生きたい」と強く思っていた。今となれば本当にあの時、他人事みたいな気持ちで消えてしまわなくて良かった。と心から思っている。

そんな七転八倒の日々に読んでいたのは大槻ケンヂ著『のほほん雑記帳』。筋肉少女帯を始める前の暗黒の青春時代の話、リビドーの話、フェチズムの話、当時著者が抱えていたノイローゼの話等を「こんな事まで書いてしまって大丈夫なのか」と、読んでいるこちらが心配になる位包み隠さず書かれていて、当時の自分には他の何よりもフィットする本だった。

何故当時自分が、大槻ケンヂさんの著書に夢中になっていたのかを鑑みると、悶々とした青春時代を送り、有り余るリビドーに振り回され、ノイローゼを抱えながら、それでも著者はキラキラと光り輝くエンターテイメントの世界に身を置き表現活動をしている。という事実が、「冴えない青春時代を送って来たとしても、日々重く鬱々としていたとしても、それらを逆手にとって表現に昇華する事で、あんな風に輝く事ができるんだ」。と、八方塞がりの自分に突破口を示してくれていたからだと思う。

負け犬には負け犬なりの闘い方があり、そこには、それまでの負けをチャラにして余りある無限の希望がある。という事を、自分はキャッチしたのだと思う。

どうしようもない生き辛さを感じて、この世界で上手く立ち回れない人が、例え不恰好でもみっともなくても、多少デタラメだろうが、何かがズレていようが、その生き辛さとどうにか折り合いをつけて、何とか前に進んでいこうという態度が滲み出ている表現に触れる度、自分はどれだけ救われて来たのだろう。

自分が思う「鬱の本」とは、回り回って誰かにとっての「希望の本」だと思うのだが、どうなのだろう。

弱々しい朝

笹田峻彰

朧げに部屋を満たす光は、その柔らかな輪郭から温かな熱を発している。或いは、それは満たそうとしているところで、正確にはまだ満たしてはいない。朝を生み出すためにじんわりと光は滲み出していく。それはどちらかと言えば頼りなく、どこか眠たげで、そして穏やかな優しさを含んでいる。僕はその幽かな光を頼りに本を読む。遠くの方では鳥のさえずりが響き、中庭では日に透いた桜の若葉が風に揺れている。しんと流れる時間のなか、静かな光で体の温かさに気付いたとき、朝がやってきたことを知る。それは全く快活なものではなく、むしろ弱々しく、夜がまだ続いているかのような心地がするのだけど、僕はそうした朝にぐっと親しみを覚えるのだ。そして、その薄明かりのなかで読書をしていると古い記憶をよく思い出すのだった。

僕には両親がいない。母は幼い頃に亡くなり、祖父母も亡くなり、唯一の頼りだった父も亡くなってしまったので、とてもびっくりしたことをいまでも思い出すことがある。気がつくと実家の荷物はきれいさっぱりと無くなっていたので、実体を持って思い出を懐かしむような物もなく、彼らは記憶のなかでだけ生き続けられる存在になっていた。けれど頭のなかの古びたカセットテープは次第に褪せていき、少しずつ声を思い出せなくなっているので、いつかは記憶から全てが無くなってしまうのかもしれない。

ひとりで生きることは、苦しいときがある。人の脆さ、大切な人を失う悲しみ、誰にも頼りにできない寂しさを知っている。京都に住んでいた頃、冬の夜、途端に悲しみが溢れてきて梅小路公園で泣きじゃくったことがあった。何に悲しみを抱いていたのかわからなくて、涙を流しながら自宅のあった三条まで鴨川沿いを歩いて行った。漠然とした不安だけが募り、厭世的な気持ちは膨らんでいく。人の賑わう京都の街は煌びやかに映り、対照的な鴨川の河川敷は流水と暗闇に溶けていた。僕には鴨川がよく似合っていた。寄る辺ない孤独は僕を構成する体の一部であり、決して捨て去ることはできなくて、これからも膝を交えて生きていくのだと、心に深く留めたのだった。

ヘッセの『郷愁』は、そうした記憶を懐かしい思い出へと昇華してくれた。学生の頃、いつもポッケに入っていたその本を、僕はいくつになっても読み返すことだろう。気がつけばまどろんだ夜は明けて、一日が始まる。弱々しい朝がまた始まる。

不良作家とＡＩ

佐藤友哉

眠れない夜に、セルフカウンセリングなるものを知った。自動応答チャット生成ＡＩであるChatGPTが、優しい彼女や、理解ある彼氏のかわりになって、心を癒やしてくれるらしい。

さっそく、「僕は四三歳の不良作家です。人生がつらくて夜も眠れません。そんな僕の妹になりきって、励ましてもらえませんか？」と入力したら、こんな具合の返事がきた。

「お兄ちゃん、眠れないんだね！　でも大丈夫、お兄ちゃんの強さ、勇気、優しさがあれば、つらいことも乗り越えられると信じてるよ！　お兄ちゃんが小説家として生きることを選んだのは、素敵だと思うよ。お兄ちゃんの才能や創造力を使って、たくさんの人に夢や感動あたえてね！」

率直な感想は、「うるせえええ！」である。

それっぽいこと書いてるけど、こいつ、ただのチャットじゃねえか！

ＡＩによる説得力ゼロの文章から僕はつい、かの文豪、坂口安吾を連想してしまう。なんでもズバズバやっつけて、快刀乱麻を断つ無頼派、という安吾のイメージに、以前から違和感があった。

それっぽいこと書いてるけど、こいつ、ただのヤク中じゃねえか！

安吾はアドルムだのヒロポンだのを乱用して小説を書いていた。ラリってご神託を絞り出す安吾と、眠れない夜にＡＩに相談する僕に、大したちがいはない。結局どちらも、「悩める作家」にすぎなかった。

ふと気になり、そんな安吾が僕と同じ四三歳のときに何をしていたのか、年表を調べてみた。友人である太宰治が心中して、そのことを書いたエッセイ、『不良少年とキリスト』を発表している。

「通俗、常識そのものでなければ、すぐれた文学は書ける筈がないのだ」

「いつでも、死ねる。そんな、つまらんことをやるな」

出た出た。おなじみの安吾節。ハキハキしてますな。嘘をつけ！　嘘をつけ！　嘘をつけ！

文豪を腐して気持ちよくなっていると、年表の「四四歳」の欄に、「『不連続殺人事件』で探偵作家クラブ賞を受賞するが、催眠中毒のため、東大病院神経科に入院し～」とあり、はっとした。僕はあの本が大好きだ。

「お兄ちゃんの才能や創造力を使って、たくさんの人に夢や感動あたえてね！」

妹が何か言っている。来年までは生きてみよう。そう思った。

ある日、中途半端に終わる

左藤玲朗

職人になろうと思ったのは明るい未来を目指したからではない。ただ人間の四つの苦しみから目を逸らしたかったのだ。すなわち「生老病死」から。もともと不安の多い子供だった。クラス担任があのクソジジイに決まるのも、宇宙人に攫われるのも怖かったが一番怖いのが「将来」だった。日曜の夕方に映し出される波平とマスオの職場、あれが怖かった。一日机に座らされて時々電話を取るのが自分の将来像と思い込み恐怖していた。

通学路脇の小さな工場でいつも包丁と鎌を打っている鍛冶屋の爺さんがいた。とても楽そうに見えた。思考も感情も俺にはいらない、みたいな雰囲気を醸し出していたから。後年私がちょっと無理してガラスの職人になったのは間違いなくその影響である。同じような広さの小屋でやはり火を焚く仕事をしている。

だが実際に職人になっても明鏡止水にはなれなかった。四苦からはどうしても目を逸らせない。まず「死」は問題外である。怖いに決まっている。「老」は技術が上手くなる速度をいずれ追い抜いて邪魔しに来るところが怖い。いいところで膝がカクンとなるのが「老」である。「病」と言わずちょっと目眩がするだけでガラスは吹けない。ならば残る一つの「生」はどうか。人として生きるうえで逃れられぬ苦しみ。家庭のゴタゴタや経済上の痛苦、あげくの自己嫌悪などはどうか。そういうのはたぶん作業に打ち込んでいる間だけは忘れていられる。手を使う仕事にはそういう効果が確かにある。だから全く人に勧められない職業でもない。

ただ、今ちょっと気になっていることを記す。それは「最後の一個」のことである。毎日毎日、当たり前のようにガラスを吹けてはいても、もうこれを限りに何も作れないという最後の一個が必ず存在する。それは最後にふさわしい最高の一個などではなく、次回の改善点はここなんだけどね、みたいなブラックユーモア的なものである気がしてならない。そのことを想像すると息苦しいような嫌な感じになる。そんな気分を何とかしてくれるのが山田風太郎の『人間臨終図巻』だ。これは著名人や歴史上の人物の死に方だけを年齢別に網羅した大著である。これを読むと私は人の生というのは中途半端で終わるか唐突に終わるのがむしろ標準に思えてかなり安心できる。だから今、文庫の全四巻を自宅リビングの本棚に有り難い護符のように立てている。

本は指差し確認

篠田里香

50歳を過ぎて自動車学校に入学した。明治の社会主義者、堺利彦の評伝『パンとペン』（黒岩比佐子、講談社文庫）に、新聞社「平民社」に関する記述があって、自社の刊行物を赤い箱車に積んで、東京から下関まで徒歩で行商したというエピソードが記されている。とても真似できないけれど……いや待て、車ならありかも。そう思ってしまったのだ。

2021年に知人と生きのびるブックスという出版社をはじめた。人文とカルチャーの書籍をつくる小さな会社で、私は編集のほかに書店対応や商品管理にいそしんでいるのだが、そこに朝の教習所通いが加わった。

それにしても、自分がこれほど運転に向いていないとは。頭と体がちっとも協力してくれない。ブレーキのつもりでアクセルを踏み、ウィンカーを戻したと思ったらハイビームで、知らずに対向車に喧嘩を売っている。走行車線をまちがえ、「外国暮らしが長いんですねえ」などと教官に嫌味を言われるくらいのことは、もはやお約束だ。つらい。家に帰りたい。

パニックに陥ると、いきおい言葉の「指差し確認」が多くなる。歩道に人がいる、とか、信号が黄色だ、とか、見ればわかることを一つひとつ自分に言い聞かせないと進めない。言葉は異常事態にわいてくるものなんだな、まるで息継ぎみたい、と思ったら、本というオールドメディアが消滅していない理由が思いがけず腑に落ちた。生きていれば誰しもやりすごせない物事にぶつかるわけで、書かずにいられない人と読まずにいられない人の歴史が今に至る。

ところで、生きのびるブックスの話。この社名のせいで自己啓発の出版社と思われることがままあるが、私が届けたいのは、ライフハックではなくて、出口を見つけるはるか手前のいわく言い難い状況で「指差し確認」をしている本である。不確かな状況と向きあい続ける作業は、それ自体とても創造的な営みだ。刊行第一弾の『人生相談を哲学する』という哲学エッセイの帯に私は「その場しのぎの〈処方箋〉から全力で遠ざかる」というコピーを書いたが、最近になって、この帯は出版を続けるにあたっての護符だな、と思うようになった。

ところで、私はこれを卒業検定に落ちた直後に書いている。路地であわや電柱に接触、思いっきり補助ブレーキを踏まれた。試験官が目をむいていた。自力で書店に本を届ける日ははたして訪れるのか。一生来ないとしても、まあいいです。挫折感を深掘りして、読者とつながるという道もある。

ゆううつと私

柴野琳々子

朝、目が覚めた瞬間にわかる。それはいつも前触れもなくやってきてなかなか体を起こすことが出来ない。みぞおち辺りに説明できない苦しさがある。涙は出ないけど泣いてしまいたいときのあの気持ちが喉の辺りにいる。外はこんなに晴れているのに気分が冴えない。昨日まで浮かれていたはずの自分はもういない。あんなに楽しかったのに、どうしてこんなに悲しいんだろう。あんなに仲良くなったのに、どうして後悔しているんだろう。あんなに分かりあえたのに、どうして嫌な気持ちになってしまうんだろう。楽しければ楽しいほど、だれかを好きになればなるほど、ゆううつが私を襲う。この苦しみがじきに去っていくことを知っている。それでも今この瞬間はとてもつらい。

そんなとき、部屋の本棚から必ず手に取る本がある。銀色夏生さんの『こんなに長い幸福の不在』だ。タイトル通り、どのページを開いても「幸福の不在」について書いてある。表紙のクールな人の表情はどこか淋しげで、何か言いたそうな顔をしているようにも見える。

初めてこの本を読んだとき、こんなにも同じ気持ちを抱くのは初めてでそれが嬉しかった。本の中のクールな人を見て、自分と同じだ、と思った。だれかに想われるのは苦手なはずなのに、自分はいつだって誰かを想ってる。ひとりになりたいと思いながらも、ひとりぼっちは嫌だとスネる。自分の心が邪魔ばかりしてる。そんなことを考えながら読み進めていると、ゆううつの塊が自分の中から消えていることに気づいた。いつも楽しそうにしているあの人にももしかしたら幸福の不在があるのかもしれない、そんな風に考えてやけに安心した。この日の記憶は今でも自分を支えてくれている。

こんな朝は今までに何度だってあるしこれからもきっとたくさんある。人と会えば会うほど自分の心は複雑になるし、ムカついてしまうことも、うまくやれないことだってたくさんある。わかりあいたくはないけど、わかってほしい。わかってあげられないけど、わかろうとしたい。そんなヘンテコな気持ちさえ抱いてしまう。それでも人に会うことはやめられないし、だれかを想い続けるのもやめられない。自分は自分だ。

『こんなに長い幸福の不在』を抱きしめて、ゆううつとの日々はこれからも続く。

中学生日記

島田潤一郎

朝起きると、娘は鹿の模様が編み込まれているユニクロの毛布を胸に抱いて、食卓にやってくる。ほんとうはトイレにも、洗面所にも、その毛布をもっていきたいのだが、親に諭されて、我慢している。

小学校から帰ってきて、疲れていると、毛布を探す。そしてその匂いをかぎ、安心している。毛布がないと、「しかさん！」と大きな声でいって、探しまわる。すぐに見つからないと涙目になるので、ぼくと妻が娘の代わりに「しかさん」をさがす。

いまのぼくたちには、娘の「しかさん」のように大切なものがない。それがないと心細くて消え入ってしまいそうな、「お守り」のような何か。

かつては、いくつかの本がそれに該当したかもしれない。なにか不安なことがあると手にとり、一〇〇回も、二〇〇回も読み返した本。それ以外の本はまるで読めなくて、同じ文章、同じストーリー、同じ絵であることが何より安心を与えてくれた本。

思い出すのは、Q.B.B.の『中学生日記』だ。

大学生のころに買い求め、「こんなにおもしろい漫画があるのか」と驚愕した。

この作品のなかには、ぼくだけしか経験していないと信じ込んでいた、日常の些末な出来事がいくつも描かれている。

たとえば、登場人物の中学生が自宅で、照明のコードを相手にボクシングをしているシーン。大人になった今になってみれば、少なくない中学生男子が同じように、コードの先端に向かってストレートやフックを繰り出していたことは想像できなくもないが、主人公がウォークマンで音楽を聴き、汗をたらしながら「紙を丸めてセロテープでとめたもの」をボールに見立てて、自室でバスケットボールに勤しんでいるシーンを読むと、もしかして作者は中学時代のぼくのことを知っているのではないか？　と訝しくもなる。

ぼくの二〇代は、総じて苦しかった。たくさんの人に認められたいと願っていたが、その願望を叶えてくれるのは父と母しかいなかった。

強迫性障害と抜毛症に苦しみ、家のなかにいても、ほとんど寛ぐことができなかったぼくは、一日に何度も同じ本を手にとった。

最初こそ、おもしろくて読み返していたのだが、それ以外は、家に帰るような気持ちで、それらの本を熟読したのだ。

俺は鬱病じゃない　　下川リヲ

「下川さん、私も鬱病なんです」

送られてきたファンレターには、そんな小さな告白が添えられていた。

私は、それは不思議ですね、と思う。憧れのロックスターに混乱するのはわかる。しかし、私が受けているのはロックスターの扱いではなく、どちらかというと「バンドをやっている鬱の人」の扱いである。

良い機会だからハッキリさせよう。私は鬱ではない。思春期の全てを自意識過剰肥満児の極北として過ごしたせいで、そう思い込んでいる。鬱の人は儚げでセクシーだが、鬱のデブはもはや「謎のおもしろ物体」なのだ。教室の笑い声は自分を笑っているし、運動会に参加すれば学園の珍風景だ。私は生存戦略としてキャッチーなデブで居なくてはならなかった。

人生を悲観した私が自己改革のために組んだバンドは『挫・人間』なんて不気味な名前のせいか異常者の扱い、ついには『鬱の本』というエッセイの執筆依頼まで来てしまった。おかしい、こんなはずではなかった。

だが、明るく楽しい作品に、救われない息苦しさを感じるときもある。

この世には光や、大丈夫で居られる場所があるのだが、「自分はそこの住人になれない」と分かってしまうと、疎外感を受けてしまうのだ。たとえば、初恋が叶わなかった時点で私の人生は落第で、彼女のように誰かと温かい家庭を築いて生きていくこともうできない。しかし、それでも、悲惨は悲劇ではない。そして悲劇も悲惨とは限らない。そもそも人はマトモでいるほど鬱になってしまうので、もう不幸も不幸なんかじゃないのかもしれない。なんならいつ空からヒロインが降ってきても、何もない自分なら受け止められちゃうかもしれない。救いも鬱も私には表裏一体で切り離せないものだ。

……救いといえば、昔から『砂糖菓子の弾丸は撃ちぬけない』という小説が自室の「たいせつエリア」に君臨している。私はこの小説に心から救われたのだが、最近X（旧ツイッター）で「救いがなく胸糞な鬱小説ランキング1位」としてバズっていた。スマホを閉じ、村におりてきた熊のようにひと暴れした後、息を切らしながら思う。

「人間達に〝本当の救い〟を伝えたいなあ」

行動の早い私は、ひとまずコンサートで「俺達は鬱病じゃねえ！」と何度も叫び伝えた。が、終演後ファンレターに「鬱として生きる悲痛な叫び、魂が張り裂けそうでした！」とあった。どうやら救いへの道はまだまだ遠いようである。

あの娘は雨女

菅原海春

　少女と呼ぶにもまだ幼いような時分から、どことなく影のある少女像に憧れていた。儚げで病弱、たとえるなら向日葵より紫陽花のようなヒロイン像。何がきっかけだったのかは思い出せないが、物心ついたときには既にそういう志向というか、嗜好というかがあった。「貧血で……」と朝礼でしゃがみ込んだり「喘息で……」と体育の授業を見学したりするクラスメイトにはひそかに羨望の眼差しを向け、セーラームーンに自分と同じ星座のセーラー戦士が出てこずやきもきしていたところに土萌ほたるが登場すれば狂喜した。エヴァならもちろん綾波で、白い眼帯や包帯、無機質で殺風景な居室などにフェティッシュを見た。綾波は心を病んでいるというよりはむしろ病む心を持っていなかった訳だが、それはさておき十代半ば頃にはいわゆる「メンヘラ」に惹かれる素養がばっちり育っていたのだった。偶然か必然か、通っていた中高一貫の女子校にはどのクラスにもリストカット常習の少女が複数人おり、彼女らを真似て手首にちょこんと傷をつけてみたのは十六才。でもうまくハマれなくて、すぐにやめてしまった。南条あやの日記本に出会ったのは、大学生の頃、三ヶ月だけ付き合ったメンヘラ風男子の部屋だった。彼女のキャラクター自体は深窓の美少女というより、わざと道化を演じてみせるあざとさも含めて人を惹きつけるアイドルそのものだったけれど、彼女は自らの腕を切り刻み大量の向精神薬を常用しその果てに死んでしまった。二階堂奥歯を知ったのはだいぶあと、三十才を過ぎてからだったが、若くして自死した女の子の、最期の瞬間までを書き留めた日記文学とくれば一も二もなく飛びついた。日記の終盤には自らをぎりぎり保とうとするための呪術あるいは祈りのような言葉が並ぶが、序盤の方の彼女は鋭敏な感性を備えた博覧強記の才人にして、どこにでもいるちょっと変わった女の子、という風情をまとってもいた。クトゥルフやアノマロカリスをブランドのコスメやお洋服と等価に愛してやまない物欲の乙女。美貌にも太い実家にも親密な人間関係にも恵まれた彼女は、それでもやはり死んでしまった。私は、というと、彼女らに憧れたままのうのうと生き延び、今は少女、と呼ばれるくらいの娘がいてもおかしくないような歳だ。歳とともに磨かれたのは晴れ女の能力ばかりで、屋外での予定がある日はなべて晴れ過ぎるくらいに晴れる。たぶん私は、雨女のあの娘に嫉妬している。

旅　杉作J太郎

旅に出たいと思うことがたびたびある。遠いところ。人がいないところ。細い道を歩いていても。半日歩いても誰ともすれちがわないようなところ。山でも海辺でもいいが、ま、山は疲れる。最後のときまで疲れていたくない。そう。死ぬための旅だ。

で、どこに行こうかな、と考えているうちになにかが、そしてなにもかもが有耶無耶になるのだろう。私はまだ生きている。

旅にも出てない。

いずれは必ず出るように思っている。

それとは別にカラ元気を出して旅に出てみてもいい。

生きてるあいだなのだからなにか美味しいものが食べたい。そんな旅。あと未知の土地の古本屋や駄菓子屋、よろず屋に行きたい。

コロナが蔓延しはじめる寸前。列車で旅をした。自動車の運転が唯一と言える趣味特技なのでいつもは北海道だろうが九州だろうがまず車で行こうとするんだがたまに列車に乗りたいときもあってその時は列車だった。列車の旅のいいところは窓の外に流れる景色を感じながら（つまり進行しながら）本を読んだり弁当を食べたりできることだ。読み疲れたり満腹になったら目を閉じてなんらかの充足感を味わうこともできる。

ごとん、ごとん、ごとん、ごとん。

ちんちんちんちんちん……小さくなっていく踏切音など聞きながら。

あのとき読んでいたのは団鬼六先生の『真剣師小池重明』だった。

どう生きても破滅に向かう小池重明がたいへん魅力的でいま、私の中に小池重明は少なからずいると思う。そうとう好きな本であった。旅の少し前に古本屋で買ったハードカバーだった。まあまあの値段がした。学生の頃から通った馴染み深い古本屋が店じまいすることになりその営業最終日に思い出として一冊だけ買った。どんな内容の本か知らずに買った。いちどだけ会ったことのある団先生の謙虚な佇まいに感動していた。この本は開くたびに私を諫めてくれた。だから列車の旅にも抱えていた。

その旅の帰りの列車内で坪内祐三兄の訃報を受けた。

説明不足を承知で記す。すべての旅は生と死の狭間にある。

十九歳と四十七歳の地図　鈴木太一

私は、夏が大好きだった。夏休み、夏祭り、海、プール、そこには仲の良い友達がいて、ちょっとドキドキできる女子もいた。スイカが大好きな少年だった。

十九歳の夏。私はとても憂鬱で、夏を憎みはじめた。私は高校を卒業しても大学に入学できずに予備校に通っていた。陰キャ気味だった高校生活でもクラスメイトと会話くらいはしていたが、予備校では全てが赤の他人。毎日会話はゼロだ。入学から三ヶ月ほど経った夏、楽しそうに予備校生活を満喫している他人を見て、みんな落ちろ！と呪いはじめた。さらに夏には女子たちが薄着になり、童貞コンプレックスが刺激され、私は苦悩した。気づけば地元の昔の友達は初体験を終え、自分だけが童貞だった。だから昔の友達にも会いたくなかった。その頃からたいして甘くも酸っぱくもないスイカという食べ物を食べても美味しいとは思わなくなった。

私の憂鬱は今から考えてみれば平凡な孤独なのだが、当時の私にとっては深刻だった。ちょうどその頃に、中上健次の『十九歳の地図』を読んだ。今まで正統な推理小説ばかり読んでいた自分にとって、この歪んだ青春小説はとても衝撃的だった。一人称で語られる十九歳の予備校生の悶々とした日々、苛立ち、爆発、あるいは、女性への憧れ、尊敬、敵意、幻想、これは俺の話だ！と興奮した。だからといって、この小説が憂鬱を消し去ってくれたというわけではない。文学というもの、表現というものの力を無意識に体内に注入された感覚だろうか。どんなに嫌なことがあっても、どんなに憂鬱でも、友達なんていなくても、彼女なんていなくても、俺たち人間は紙とペンさえあれば生きられるのだ、そこに全てをぶつければ、きっと誰かとつながれる、そんな今の自分の原点的体験だった。

いま、私は映画監督、脚本家という仕事をしている。売れっ子ではないから時々ではあるが。売れっ子に憧れていた頃もあったが、自分には監督や世渡りの才能がないことに気づいてしまった。それでも懲りずにまた映画を撮りたい！と思うのは、きっと、きっと自分にしか撮れない映画というものがあって、一人でも多くの人にその映画を観て欲しい、憂鬱が消えるまでいかなくても、一ミリでもこの世界や自分自身に希望を持って欲しい、と思っているからだ。

憂鬱なんて簡単に消えない。私もまだスイカがあまり好きではない。それでも、今年の夏は黄色いスイカでも食べてみるか、そんな気持ちで、いま、生きています。

悪意の手記を携えて　第二灯台守

この文章は人を救わない。誰も慰めることはない。
ただ、何の理由がなくても、疾患や貧窮や暴力がなくても、人は死にたくなることがあり、そういう人にも胸に届く言葉がある、かつて、あった、ということを書く。

死にたさに診断が下りれば、原因が想定され、処方箋や対症療法を施される。鬱と診断されて絶望する人も安心する人もいるというけれど、安心する人は、診断の前の名前のつかない状態が、ひどくおぼつかなかったのだろうと想像する。

想像するだけだ。私は当事者ではないので、想像することしかできない。

中村文則『悪意の手記』を夜通し読んだことがある。あれ以来読み返せていない。記憶もおぼろげだ。著者の他作品にも手をつけていない。だから的外れな言い方になるかもしれないけれど、あの夜の、読み切る、という衝動の余波でいままでやって来れた部分はすこしあるかもしれない。

社会に求められる倫理観や社交性や人を愛する能力を欠いた主人公が、最後の最後に抗ったことを、「正義」と捉える人もいるだろう。私はそうは思わない。許せないと思うある一点だけが、そのときたまたま主人公と世界との接点になりえた。

そして、それは当時の私と作品、私と外界との接点にもなった。

偶然でくわした小説の、一点に偶然惹かれて、立ち止まり、生かされた心があった。同じことがあなたに起こるかわからない。だから、誰も救うことはできない。

ただ、私にはかつてそういったことがあった、ということだけは、たしかに認めることができる。

人は結局死ぬから、遅いか早いかだけの違いだから、多少生き延びたところで誤差の範囲内だ。誤差を、どれだけ起こせるかの運で、人は偶然にも一日を生きている。と思う。

断りもなく生まれさせられた私たちだ。死にたい気持ちに、だから罪はない。

願い

髙橋麻也

最近の憂鬱といえば、ツレに「白髪増えたねえ」としみじみ呟かれたことだろうか。「苦労の勲章だ」と強がってはみたものの、やはり無い方がいいと本心では思っているので少し落ち込んだ。まだ三十三歳、白髪はいらん。

いやいやそんなことは些細なことで。最も苦しいのは、自分を嫌うことではないだろうか。学生の頃は人付き合いが苦手で周囲と馴染めない自分が嫌いだった。基本的に人から求められない、選ばれない人だった。当時はただコミュニケーション下手なだけだと思っていたから、「コミュニケーション能力が上達する系」の本を読み漁ったり、有料の講座のようなものに参加したりした。改善の気配はなかった。

会社員になってからは、それに加えて「役立たず」であることに気づいてしまった。与えられた仕事すら満足にこなせず同僚に負担をかけ、残業時間の社内ワースト最上位にも名を連ねていた。もちろん残業代が発生しているので会社にとって金銭的負担にもなっている。ああ、人付き合いどころか業務においても役に立っていない。自分の存在がマイナスにしかなっていない。本当に不要な人間なのだ。このとき、自分の存在自体を肯定できないことの辛さを知った。そのどうしようもない虚しさ。たぶん学生時代からコミュニケーション能力云々だけではなく、そもそも自信というものが無かったのだ。

そして退職したときに思った。自分を嫌うようなこと、否定するような生き方はやめよう。コミュニケーションにおいて、他人を不快にさせることはあっても喜ばせることはできない。そこが他人より劣るなら、それ以外で誰かの役に立てることをしよう。その後、珈琲屋で働き始めてからは「自分を嫌う」という感覚は薄れていった。たぶん「できないこと」よりも、「やりたいこと」に焦点を当て始めたからだと思う。目指すべき道があったのは救いだった。

人生に迷った時、なんとなく鬱屈とした時、私はただ漠然と本棚を眺める。本棚は、歩んできた人生そのものだと思う。この雑誌はあの旅行の飛行機に乗る前に空港で買ったとか、この小説はしんどかった時に読んで元気をもらったとか。振り返ると「意外と頑張ってきたじゃん」と少し元気になる。自分を取り戻す。そして大抵、原田マハさんの『生きるぼくら』などを手に取ってしまう。苦しみながらも一生懸命に足掻く人の物語は、こちらまで勇気をもらえて「頑張ろう」と奮起させられてしまうから不思議だ。いま書きながら思ったが、逆にいえば「一生懸命足掻く人でありたいから読む」ともいえるかもしれない。本を読むということは、願いに近い。

君も蝶

髙橋涼馬

きれいな蝶のひとひらにでもなりたかった。いつまでも不安定な軌道のなかを舞っているかと思えば、途端、ひたりと花片の上に鎮座し、そうして、誰にも気づかれないような微かな挙動で蜜を吸う。手足はひとりでに花粉で彩られ、またあちこちと飛び回っている間に、花たちの命さえ紡いでいく。なんて洗練された美しい存在なんだろう。

では自分はどうか。そう問われれば、地表を這う芋虫のようなものだと力なく答えるしかない。眠りたいのに眠れない。眠れないのに起きれない。断続的な睡眠のなかで、とうに見飽きた天井。自身のあまりの無用さに唖然とする。こんなとき、僕はいつも本に頼った。

エミール・シオランは極めて音楽的な文章を書く人だ。目で文字を追う度に、まるで楽譜を読んでいるかのように頭の中で旋律が流れ出す。後にも先にもない、実に不思議な感覚だった。中でも、ある時期の自分にとって大切に思えた一節が『生誕の災厄』の中にある。

「幼虫の身分に固執するべきだった。進化を拒み、未完成に踏みとどまり、(中略)胎児の恍惚に包まれて、静謐のうちに滅び去ってゆくべきであった。」

思えば、自分は昔から未分化なものが好きだった。しかし、時が経つにつれて、あらゆる輪郭は不思議と鮮明になっていく。人の生まれや性別のような、揺らぎを含んだものでさえ、無理やりに裁断されていく。そういったひとつひとつがずっと悲しかった。せめて、違いはあれど、優劣の存在しない世界に生きたかった。そんな甘えにも似た胸のうちを、そのままに肯定してくれたのはシオランだけだった。でも、気づけばそんなことも、いつの間にか忘れてしまっていた。

今、改めて読み返してみても、あの時のような旋律はもはや心のうちに流れない。そして、この変化を悲しむ必要はないことも、今の僕はもう知っていた。

地を這う芋虫は、日々の営みの先で、やがて空を舞う蝶になる。来世のような大層なものに縋らずとも、現世で僕らは次々と生まれ変わっていく。芋虫や蝶が同じ生き物だと、今は到底思えなくても、いつかその変化は訪れる。嫌いな自分さえいつか好きになる日が来る。接点のない憧れにもいつかタッチできる日が来る。それは自分にもあなたにもいつか必ず訪れる。その時、新たな感覚、新たな自分を受け入れられたら、それでいい。

いつまでも眠れる気配のない深夜、今日も布団の中でもぞもぞとしながら、そんな風に思うのだ。

静止した時間の中で

高村友也

頭が重い。脳の真ん中が痺れて何も考えられない。何をいつまでにしなくちゃいけないんだっけ。そもそも自分は何をしたいんだっけ。

身体が強張って眠れない。眠ろうとすると夢とも現実ともわからないような恐ろしい想念が湧き上がってきて起きてしまう。

心地良いことが心地良いこととして入ってこない。木々の騒めきも、鳥のさえずりも、聴こえているようで聴こえていない。食事も機械的に咀嚼しているだけで、味がしない。ただ砂糖のような原始的な刺激だけが多少の快楽物質を喚起し、一時の安らぎを与えてくれる。

時間の感覚がない。現在と未来が消え去って、あるのは過去のみ。自分の過去を、自分が生の永遠性を感じていた時代を、自分の幸福を、自分の虚偽を、自分の恥を、自分の間違いを、自分の無益な時間を、誰にも理解してもらえなかった純粋さを、自分でも認めたくないような俗物加減を、ただ静かに観想する。

私は私自身を、誰かに説明する必要はない。他人に分かりやすいように解釈し直す必要もない。

多くの作家が晩年、孤独の中において、ようやく物事に諦めがつき、執着が薄れていった果てに、そうしてまっすぐな眼差しで自分自身の過去の上に鎮座して、「自伝」や「私小説」というものを書き残す。

「これこそはあるがままに、まったく真実のままに正確に描かれた唯一の人間像・・・」ジャン＝ジャック・ルソー『告白』

それを、今やるのだ。心と体の全てのエンジンを切って、私は私自身の観察者になる。そうしている間だけは、不思議と気持ちが安らぐ。世間に追い立てられることも、無い力を振り絞って虚勢を張ることもない。

何日もそんな風に、苦痛と観想とを行きつ戻りつして、そうしてある夜、ぐっすり眠れることがある。

あくる日、あんなに眩しくて不快でしかなかった朝日が、心地良く部屋を満たし、身体に染み入ってくる。「今、生きている」という感覚が呼び覚まされてくる。パンを焼いて、コーヒーを淹れる。

今日は洗濯をして、庭の掃除でもしよう。

Life Goes On

瀧波ユカリ

ある日突然、口の前で箸が止まってしまった。あれ？　なんだろう、これ。おかずを皿に戻し、少し待ってからもう一度口まで運んでみたが、だめだった。体が受け付けないのだ。

休めば治ると思ったが、眠れない。布団の中で目を閉じたまま、時間がじっとりと流れる。気付けば手をぎゅっと握っている。力を抜いてもまたすぐ握りしめてしまう。ようやくうとうとしても夜中に何度も目が覚め、明け方になると頭と手のひらが熱くてたまらなくなる。家族を起こさないよう静かに台所に行き、保冷剤を取り出して握ると、今度は脳が騒ぎ出す。不安なことが次から次へと浮かんで、心が焦って落ち着かない。夕方まで、その状態が続く。

メンタルクリニックでは適応障害と診断された。私の不調の一因になっているのはストレスだという。伊藤絵美さんの『セルフケアの道具箱』を読み、ストレスと付き合うためのワークを生活に取り入れた。また、夜眠るためには適度な運動が効果的らしい。重い体を引きずり、毎朝散歩に出た。

３ヶ月ほど経つと、元気だった頃の７割くらいまで調子が戻ってきた。でも、残りの３割の戻し方がわからない。程度は軽くなったものの、朝から夕方まで心配ごとが頭の中をぐるぐる回り、少ししか食べられず、夜はなかなか寝付けない症状は続いていた。

そんな折、友人たちが次々とBTSにはまった。話についていくために、私も基礎的なことを覚えることにした。まずはメンバーの名前と顔を一致させよう。スマホで調べると、7人それぞれに呼称が複数あって難易度が高い。プロフィールなども読み込んで、ふと気付くと3時間経っていた。それだけの時間、心配ごとが頭に浮かばなかったのは久しぶりだった。

翌日はYouTubeで動画を見ることにした。鍛錬によって磨き上げられた、完璧なルックスと歌とダンス。顔と名前と声と動きを一致させるべく必死に見ていたら、また3時間経っていた。頭がすっきりして、気分がいい。人間はずっと「美」を見つめていると、体調がよくなるらしい。

1日3時間のBTS研究を始めて1週間。なんと、なかなか戻らなかった残りの3割が戻ってしまった。ごはんがすいすい食べられ、目を閉じると眠れる。私には自分を忘れる時間が必要だったのだ。不安なことやつらいことを忘れて、美しい何かに夢中になれる時間が。

あの苦しかった数ヶ月を、私は一生忘れないだろう。また無理をしてバランスを崩さないよう、気をつけながらやっていこうと思う。私を立て直してくれたさまざまな存在を、お守りのようにして。

鬱時の私の読書

滝本竜彦

ゼロ年代初頭のこと、二十代に入って間もない私は、『NHKにようこそ!』なる小説を書いて力を使い果たし、鬱になった。鬱になった私は、それまでのセルフネグレクト的な生活スタイルを、さらに先鋭化させていった。

自らを痛めつけるように一日二箱のタバコを吸い、コンビニ弁当のみを食べる。昼に寝て夜に起き、今日も何もできなかったという失意とともに、朝にベッドに横になる。そして眼の前の壁を見ながら、ふがいない自分自身への怒りと憎しみの言葉を吐く。

そんな日々の中にあっても本だけは読んでいた。読んでいたのは主に成年コミックである。私の精神状態と私の性的指向には明確なリンクがあった。鬱が悪化するごとに、私が通販で購入する成年コミックの内容は陰惨なものが増えていった。

気がつくと私の部屋には、いわゆるリョナ……猟奇オナニー的な内容の成年コミックが積み重なっていた。

ここに書名を記せないほどの有害図書だったが、それを読むことは私にとって安らぎだった。なぜなら私自身に向かう攻撃性が、本の中の女性キャラに向けられたからである。それによってひととき、私は自分への攻撃的な想いを忘れることができたのである。

私の代わりに猟奇的な拷問をされ、爆発四散していく女性たちが描かれた本を抱いて眠る日々が続いた。やがて簡単な仕事の連絡もできなくなった私は、療養のために実家に戻った。

実家ではひたすら寝て過ごした。そんな私でも本は読んでいた。読んでいたのは主に成年コミックである。大量の成年コミックを実家に取り寄せて読んだ。

やはり私の精神状態と性的指向には明確なリンクがあるようだった。実家で療養し、少しずつ癒えつつあった私は、リョナ系成年コミックへの興味を失っていった。拷問の末に爆発四散するといったひどすぎる内容の本は、いつしか私のコレクションから消えていった。

そのうち私は「自らの心を本当に癒やす」という決意を固め、そのための行動を一つ一つ積み重ねるようになった。

いまだに夜には「もうダメだ」と呟いていることがある。だが今、私の読む成年コミックは和やかな、脳に優しい内容が多い。それだけ今、私は自分と和解できているのだろう。

だとしてもあの最悪の鬱の日々の中で読んだリョナ系成年コミックたち、あそこに描かれていた多くの女性キャラが私を助けてくれたのだと私は思っている。あの闇の日々の中で私の闇を受け止めてくれた彼女たちに今、感謝を捧げる。

ちいさな救い

タダジュン

ぼくのはじめての本の記憶は、子どもの頃に母が読んでくれた『ちいさいおうち』というお話です。あったかい色で、しずかに微笑んでいるようなちいさいおうちが真ん中に描かれた青い表紙をめくると、はる・なつ・あき・ふゆと季節がうつくしく移り変わりながら、ちいさいおうちと、ひなぎくやりんごの木との穏やかで幸せそうな田舎暮らしの日々がゆっくり丁寧に語られてゆきます。

ところがある日、あたりの様子は変わりはじめます。まがりくねったみちにいたはずの"うま"は"じどうしゃ"になり、"そくりょうし"と"すちーむしゃべる"がやって来て、とうとう"いなか"は"まち"になり、ちいさいおうちはすっかりしょんぼりしてしまうのです……

このお話が今でも忘れられないぼくの最初の本の記憶になったのは、たぶん生まれてはじめて、とても切なくて不安な気持ちになったからだと思います。大好きなものが少しずつなくなっていって、だんだんと様変わりしていく風景、新しい見知らぬものたちに囲まれて、どんどんひとりぼっちで孤独になっていく不安、幸せで愛すべき日々だったあの頃には絶対に戻ることができないと思うと、子どものぼくは胸がいっぱいになりました。

それでもラストに、ちいさいおうちはある人との偶然の出会いによって救われます。しずかで穏やかなところへとちいさいおうちが引っ越すと、ぼくの不安な気持ちは少しずつとりのぞかれて、心の底からほっとしたのを覚えています。

ぼくはイラストレーターという仕事をしています。依頼を受けて絵を描くこの仕事は、毎回どうなるか分からない怖さがあって、ちょっと大袈裟だけどその恐怖から逃れるために必死で描いているみたいなところがあります。でもそんな不安な日々に押しつぶされそうになったとき、ぼくがいつも惹かれる本や映画は、ラストが強烈なハッピーエンドじゃなくて、苦しんでいる人たちにあたたかな眼差しを向けてくれているような、昨日よりも今日がほんのちょっとましだったら人生そんなに悪くないかも、と思える物語です。

『ちいさいおうち』の切なさと不安があったからこそ生まれた、あのラストのほっとした気持ちが、大好きな物語の原点になって、今もぼくを救ってくれているのかもしれません。

いのちの気配　　谷川俊太郎

電話線を伝わってくる声が途切れがちになって、やがて当然のように途絶える。聞こえるのではなく、伝わってくるのは微かな息。地球を包む大気。私の呼びかけに返ってくるのは声ではない。白々しい沈黙でもない。言語の発生以前の、生きものの生身の気配。その温みを頼りに、電話機を握りしめている。

鬱という漢字がいまだに書けない。妖怪じみた姿に畏怖を覚えながら、辞書ソフトに頼っているのは、意識下に蠢いている何かが、死に向かっているようで、実は生命に属していることを文字が密かに指し示しているからか。

気が滅入ることはあるが、それが鬱まで行かないので、我が晩年は思春期に比べて呑気に明るい。

＊『気分の本質』（O・F・ボルノウ著、藤縄千艸訳、筑摩書房）

喘息と明るい窓

丹治史彦

子どものころ、ひどい喘息持ちであった。発作はきまって夜に起きる。医師が発作は気圧の関係だろうとか、交感神経と副交感神経の切り替わりとか、アレルギーとか言っていたのを耳で覚えた。それ以来気圧の変化と副交感神経には敏感だ。初めて入院したのは幼稚園のころ。例によって暗くなると発作がひどくなった。床から体を起こし、丸めた掛け布団に突っ伏すようにしていると、少しは呼吸が楽になる。が、それも一時のこと。「まだ？」と聞く。「ねえ、まだ？」と重ねて聞く。どこまで我慢すれば楽にしてもらえるのか。どこまで苦しくなれば許されるのか。親に頼み込んで地元の医院に連れていってもらった。しかし「うちではもう手に負えないから」と大学病院を勧められた。国道で拾ったタクシーの運転手さんが張り切って飛ばしてくれた。苦しい呼吸の中で、夜道を走る窓の外に流れる色とりどりの光を見ていた。この世は綺麗なものだなあ、と思った。途中、遠くにひときわ明るく光る長い窓のある家が見えた。中にはまばらに立つ人たちがいた。話すでもなく、何かをするでもなく、所在なげに佇んでいる。どんな家だろうとよく見ると、国道と並行して田んぼの中を走る電車の窓だった。

病院の処置室のベッドに横になると、煌々と光る天井の蛍光灯が眩しい。ベッドの白い合成皮革が冷たい。けれど、この眩しさも冷たさも親しいものだ。脱脂綿の香りも点滴の針も、みな自分の味方だと知っている。ここまでくればもう大丈夫、あとは冷たい液体がからだにもぐり込んで呼吸を楽にしてくれる。そして、すうっと眠りに落ちる。目覚めるともう明るくて、中庭の花壇が見えた。左手の甲に刺さる針を留めたテープからは初めて嗅ぐいい匂いがした。ああ、ここは天国だなあ、と思った。一週間ほどの入院の間、病棟の図書室に毎日通った。美術全集の最初の巻に見つけたアルタミラ洞窟の壁画に惹かれて、飽きることなく眺めていた。闇の中で絵を描く古代人と暗い部屋で荒い呼吸をする自分を重ねた。以来高校を卒業するまで発作は続いたが、病院で点滴を受ける間だけが、束の間の安息だった。進学で東京に出ることになり、家族は「空気の悪い都会に出て、喘息がひどくなるのでは?」と心配した。が、実家を離れて三十五年ほど経つが東京で発作が出たことは一度もない。成人してから点滴を受けたのは二回だけ。いずれも実家に戻った時だった。気圧も副交感神経も直接の原因ではないように思える。

毎日があるまでは

輝輔

こんな文明、はやく滅んでくれと思っている。

高校生の時のことは殆ど覚えていない。ただ、全部壊れてくれるのを待っていた。大人を信用できる同級生のことを心から憎んで、そんな彼らを嫌っているのは間違っていないと思いたくて、詩を書いていた。僕の年齢が、最果タヒが現代詩手帖に投稿を始めた年齢と同じになったとき、世界はおかしくなって、本気で世界が終わるのだと思った。でも終わらなかった。終わるほどの文明ではなかったのかもしれない。終わる価値もなく、ただ続いてしまっている。

受験勉強をしていた頃の僕は言葉が流暢に話せなくなった。僕以外の全てが煩わしく、誰のことも嫌うから、誰かに優しくなりたかった。僕が、ロックンロールを僕の世界に認識したのはそのときだ。子守唄より優しい言葉を、誰よりも寄り添ってくれる詩を、THE BLUE HEARTSは聞かせてくれた。

ただ、音楽が届かない日もある。誰よりも僕が煩く幻聴みたいにかつて僕を落とした僕や僕ではない誰かの正しいものが、頭から離れない。人生が、選択の積み重ねならば、僕のこの苦しみは誰でも無い僕自身が選んだことだってこと。そうなのかもしれない、そうじゃないのかもしれない。僕はいつまで経っても1人で、2人にも3人にも増えることはできない。君だってそうだ。

『火の鳥』には18歳で出会った。3歳から通っている病院の隣にある小さい本屋。僕のことを絶対に覚えてくれない店主のおばあちゃん。『火の鳥』の中で、人間が死んでは生まれて、愛し合う2人がそのまま真っ直ぐ生きていけることは少ない。僕はここに希望をみた。希望の新しい形をみた。必ず文明が滅んでくれることが嬉しかった。僕が願わなくても、いつか必ず人間は滅ぶし、また生まれる。僕の苦しみから随分遠いところに連れて行ってくれるこの作品は僕の唯一正しいと思えるものかもしれない。

毎日懸命に生きているつもりではあるが、なぜか毎日違う苦しみがある。なぜだ、なぜこんなにも苦しい、と思う。長く眠っている日々が続いたり、何もしない日々が続いたり、そういった日々の記憶は鮮明ではなかったり。薬をたくさん飲んで人に迷惑をかけ、もう人生に苦しまないぞ、と思いながらにゅうめんを食べる。それでも明日には一刻も早く肉体を手放すことを望んでいる。こういうことを死ぬまでやる。こういう営みを、誰かに狂っていると思われる生活を、毎日やる。文明が滅ぶまで続けていく。

とかげ　展翅零

なんにもない日に、こうしてなんにもしないいと、どうしていちにちのおわりに夕方ばかりが反芻されてしまうんだろう。夕方の耳障りなニュース番組と、それを消したあとの静寂。それはいちばん海からとおいものだ、それを憂鬱と呼ぶのかな。わたしは医者からもらった晩の薬を取り出して気持ちを落ち着かせる。「精神科の先生は信頼しない」なんて人をネットでよく見かけるけど、わたしは精神科の先生を信頼している。こころからしんじてる。愛してる、って言っても良いのかもしれない。それからわたしは原稿を書く。鬱の本、という点滅社から出版される本の原稿依頼。

わたしが紹介したいのは吉本ばななの「とかげ」だ。それは『とかげ』という短編小説集に入っている。とかげの入れ墨をした女の子「とかげ」と、そのボーイフレンドのお話だ。「母親を傷めつけた犯人を呪い殺してしまった」とたしかに信じるとかげを見ていると「使命」という言葉をいつも思い出す。それは彼女の仕事ぶりにも発揮されている。とかげにはたしかに人を治す天からの才能というものがあり、また、人を呪い殺してしまった過去がある。

犯人を呪い殺すこころ、わたしにはそれが泣きたいくらいに遠くかすかにわかる気がする。わたしを強姦した人だって、つけてきて脅かした人だって、実際にからだを触ってきた人だって、みんなみんな呪って、呪った果てに死んでしまえば良いのに。どうして、どうして、わたしなのっていつもおもう。

……でも、本当に殺してしまったらどうなのかなあ。ぼんやり、つらくかなしい自分がいる。憎みきれないのだ。わたしもとかげみたいに、一生をかけて使命みたいに人を治さなきゃって思うのかな。それはいやだなあ。

とかげは言う。〝どれだけの悲しい人がいるんだろう?身内を亡くす人や、死ぬ人や。裏切られる人や、殺される人。現実に、今。世界は広いの。少しでも、止めてくれるといいのに。〟

わたしも、とかげみたいになって短歌を書いたことがある。「刺す人に刺される人にラベンダー畑がずっとありますように」

沈黙のオジオン

トナカイ

　学生の頃、時間が有り余っていたから考え事がはかどってしまい、夜になると漠然とした不安から眠れなくなり、自分とは何か、これからどうなるのかというような、いくら考えても答えの出ない問いを抱えたまま朝を迎えてしまうことがよくあった。そんなときは眠るのを諦めて顔を洗い、カメラを持って近くの川原に向かった。土手を歩き、草の匂いを吸い込むとき、早朝の新鮮な空気が肺を洗ってくれるような気がして、すこし気が晴れた。川原の土手一面に笹のような細長い草が生えている。名まえは知らないが、あのさらさらした葉がとても好きだ。朝の澄んだひかりが照らす草はとてもきれいで、もう何度も撮っているのに、行くたびにおなじように草を撮った。歩き疲れたら、野ざらしのベンチに座って草を眺めた。草はいつも揺れていた。僕のこころのようだった。川原では花々がいつも生をがんばっていた。地面を這うように生えるシロツメクサ、小さな白い花を咲かせるハルジオン、タンポポは鮮やかな黄色で元気そうだ。気のはやい綿毛が、風を待っている。

ル＝グウィンの小説『ゲド戦記』にオジオンという人物が登場する。オジオンは少年ゲドが弟子入りした高名な魔法使いだ。じぶんに魔法の才があると知ったゲドは早くその術を身につけ、力を試したかった。でも、オジオンは森を歩きまわる仙人のような暮らしを続けるだけで、なかなか魔法を教えてくれない。痺れを切らしたゲドがいつになったら修業がはじまるのか尋ねると、修業はもうはじまっているとオジオンは答えた。じぶんが教えていることがおまえにわかっていないだけだと。魔法というのは力であり、力を使うからには世界を、自然の摂理を知っていなくてはならないということをオジオンは伝えたかったのだろう。

おなじ場所を何度も歩くことを好むようになったのは、オジオンの影響があるように思う。オジオンが逍遥したのは山だったが、僕は山に籠るかわりに川原を散歩することで、この星のことを感じている。どの季節にどの花が咲いて、草の色はどう変わっていくのか、そういうことを知るのがうれしい。写真を撮ることは魔法を使うのとおなじだ。その成果が何かの役に立つこともあるが、逆に何かを傷つけることもある。後年、当代一の大魔法使いになったゲドは、何かをすることのほうが、しないことよりもずっと簡単だと語った。いのちを持つ存在として、ただあるというのがどれほど難しく尊いことか。だから写真を撮っているうちは未熟なんだと思う。いつかカメラを置いて、オジオンのように身軽に世界を歩きたい。

大学をやめたい

鳥羽和久

学部を4年で卒業できないことがはっきりして鬱になった僕は、大学を辞めたいと自宅の書斎でひとり作業をする父に切り出した。すると、父は間髪を入れずに「駄目だ」と答えた。

これには驚いた。僕がこれほどに考え抜いて出した結論を、歯牙にもかけずあっさりと否定するなんて。僕は大学の授業なんて本当に詰まらなくて、自分が成長できるような場所ではないと必死に訴えたが、父は「辞めなくてよかったと思うはずだから駄目だ」と言うばかりで全く動じない。仕方がないので、僕はそのままトーンダウンして自室の布団に潜ってしまった。

その当時、僕は世界の真理の尻尾を捕まえた気でいたので、自分の決断が通らない理由が分からなかった。それでも、父がいざというときに間違えない勘のようなものを持っていることも僕はなんとなくわかっていた。父は「辞めるな」と言ったわりに、昼になっても布団から出てこない僕に対して大学に行けとは言わなかった。母も何も言わなかった。そのころ父と母との間でどんな会話があったのかは今となっては知る由もない。

当時の僕は、サルトルを読んだことが生きる支えだと信じていたが、今となってはむしろそれらが真理を手放さない強情さに繋がっていたと思う。そのときの僕に必要なのは、「それはあなたが設定した問題であり、実際には必ずしもそういう問題ではない」というツッコミであり、つまり問題設定の関節を外す作業こそが求められていたのだ。でも、そのことを当時の善意にあふれた友人たちに期待するのは難しかったと思う。

そんな当時の僕に勧める本があるとすれば『天才バカボン』（赤塚不二夫）である。あの漫画は徹底して「そういう問題ではない」ことを読者に教えてくれる本だから。当時の僕はその非論理を受け付けないかもしれない。でも、だからこそ「修行のつもりで読んでみろ」と言いたいところだ。

ちなみに、父の勘は間違っていなかったようで、6年かけて学部を卒業した僕は、そのまま大学院に進んだ。そして、そこで学んだことがいまの仕事に繋がっている。

正確に言えば、父は間違っていなかったというより、あの時の父の言葉と態度が、その後の僕の現実を作ったのだと思う。後から見て間違っていなかったことというのは、往々にして、過去にあった確かな磁場から構成されたものだからである。

西村賢太という比類なき衝撃

友川カズキ

私にとって西村賢太は特別な人であった。最初に読んだのが『小銭をかぞえる』で、それは競輪を介して知り合った産経新聞のM記者から送られてきたもので、中に「よろしければ書評を」と、添えられていた。それまで彼からは、競輪に関する原稿なら何度か依頼されていたが、小説本については初めてであった。

著者の名前も覚えがなかったし、ましてこちらは物書きでもないからして、ダメならダメで、断るのも易いかと高を括った。しかし、その軽々しさが大間違いであったことを、何頁も読まないうちに思い知らされてしまった。何だコリャという感情が次から次へと渦巻き、読まずば許されないような、思いにたちまちされてしまったのである。

私小説という小さなヒントから読み始めたのであるが、その衝撃たるや、他の私小説作家とは明らかに違っていた。そのジャンルは好きで若い頃読んでいた作家が何人か居たが、一旦違う、と思い込んだら瞬時に今度は、何もかも違うという思いに至った。

彼の文言からにじみ出るというか、行間から溢れて流出するというか、その無聊の質量の桁がとんでもないのである。これはもう、私に向かって書かれているということしか考えられず、他の作品も出ているなら読みたいと思い、駅ビルの丸善へ電話したら、『どうで死ぬ身の一踊り』を含め、五冊出版されていた。

どれもこれも期待にたがわず面白かったし、可笑しかったし、凄絶であった。

当時の私のステージでのMCは、もっぱら西村賢太の小説のことについてであった。

その後、私の若いスタッフの労で、西村さんとは六度ほどお会いすることが叶い、酒席も共にさせていただいた。酒乱である私は、酔いに任せて、単なる一ファンであることも忘れ、いつも言うことは、「西村さん、北町貫多と秋恵の物語をまだまだ書いて下さい」と不躾なお願いであった。

あれから十年経った昨年、西村賢太は突然亡くなってしまった。その年の夏から秋にかけて、やおら西村三昧を決め込み、新刊を含め、四十何冊かまとめて一気に読んだ。読了した頃に突然首に激痛が走り、行きつけの接骨院で診てもらったところ「スマホ首」と診断された。私はスマホを持っていないからして、それは、にわか読書の所為であろうと思われる。あの才気なり狂気なりが首に憑依したのならまだしも、何とも、ありがたいような、ありがたくないような、複雑な面持ちになったことを覚えている。

空の大きさと愛の切符

友部正人

透明な空を見たくなるとぼくは『高階杞一詩集』（ハルキ文庫）を開く。そこには雲と一緒に子供のおもちゃやおもちゃのような動物たちがプカプカ浮いている。いい湯加減の一日が始まりそうだ。電車に乗って遠くまで行きたくなるよ、きっと。高階さんの詩を読めば。（高階さんは雄介くんという息子を三歳でなくしている。）

地上にはとてつもなく大きな空が割り当てられている場所がある。割り当てられた空の大きさは子供が大人になっても変わることはない。ぼくたちは同じ空の大きさの中で暮らしている。たまには空の大きさを比べたくなることもある。あっちへ行ったらどんな空があるだろう。こっちにはどんなへんてこな空があるだろう。空の下では誰もが旅人なのだと思う。高階さんの詩は空を探しに行くときに乗る電車の切符なのだろうか。そう、詩は切符なのだ。

その切符を手にすると、自分でも思わぬところにいられたりする。会ったこともない人と暮らしていたり、暮らしたこともない人と別れたり。永遠に出会いと別れを繰り返す愛の切符。何の保証もない不安定な切符だけど、人はそれをずっと手放さないで生きている。

ぼくはその切符をなくしたことがある。いつのまにか切符は風に飛ばされてなくなっていた。切符をなくした人には電車はひどくあぶなっかしいものだ。電車は切符をなくした人にぶつかって来ようとする。切符がないとプラットホームのへりに立つのがこわい。切符は未来のホーム柵だったのだろうか。切符を再発行してくれるのはＪＲや私鉄の窓口ではない。ぼくがなくしたのはそれとは別の切符。探しようもないものを探す日々、向こうから切符を差し出す人と出会った。たぶんぼくは今もその切符を手放さないでいる。

ぼくが手放さないでいるこの切符もまた愛の切符なのだろう。おかげでぼくは今も魂の揺れ動く日々を生きている。切符がないと電車がぶつかって来るので、プラットホームに立つときはいつも重たい布団を前に抱えていた。ぼくは布団で電車を止める気でいたのだ。電車は容赦なく時を刻む時計の針だ。スケジュール優先の殺人機械。

いつも通りの駅だけど、ここにも見えない布団を抱えて電車を待つ人がいる。その人に必要な切符を差し出すのは駅員ではなく詩人なのだ。詩人はホームで「危険だから下がってください」と怒鳴ったりはしない。その人に割り当てられた空の大きさを知っているから。

たたかれて　たたかれて　鍛えられる本と人

豊田道倫

以前、女友達から急に電話が来て、泣きながら「もう、死にたい」と言われたことがあった。本人は鬱状態なのは自覚していて、でも、自分は彼女とは日常的に会う仲ではなく、しかもすぐ会える距離にはいない。どうしたものか、と思いながらも、ただ話を聞くしかなかった。彼女はその後、父親に電話したら父親が飛んで来て、そのまま一ヶ月ほど入院したが、今は薬を飲みながら、元気に働いている。

ふと、自分の周りにはあまり鬱っ気のあるひとはいなかったと思ってたけど、果たしてどうだろう。身内で自殺未遂があって、もう、今は元気なのだが、その時は医師から突発的な行動で精神疾患ではないという診断だった。これは鬱を飛び越えてしまったゆえの行動だったのかなとも思う。

そんな自分も調べてみたことがあった。持病の喘息、そして吃音癖で、障害者手帳を取れないのかと。喘息は取れそうではあったが手続きやら面倒くさい。吃音も同じく。吃音は発達障害という認定をされるらしい。この二つのネックがなければ、今はどうなっていたのか。

エグゼクティブな仕事に就いてたかもしれない。いや、ないか。元来、ひどい怠け者だから。まあ、鬱の話ではない。憂鬱な時は人一倍あるかもだけど、それもわからない。ひとりで子供を育ててると本当に色んな局面で壁にぶち当たるけど、もう息子は十六歳。ほっとくか。

「家庭の医学」のような本として、『安倍晋三 回顧録』が我が家の本棚にある。購読してる新聞はリベラル側だけど、この本の書評は丁寧だった。

憲政史上最長の政権を実現した元首相の肉声を元にした本なんかなんで手にしたのだろう。勉強は苦手で、身体も弱く、最愛の妻と出会ったが、子供はいなく、一次政権の崩壊で絶望したが、また立ち上がって来た男。自分には到底考えられない仕事量と、多くのひとに出会ってきたゆえのひとの見方はやはり読み応えあった。

編者は「忌憚のないご批判を受けることによって、この本はいっそう『たたかれて　たたかれて　鍛えられる鍛造品』になるに違いありません」と謝辞で締めくくる。

ちょっとディスっただけで、傷ついたり関係が壊れたりする今の世の中だから、誰もリスクを負った言葉は口にしなくなった。良いのか悪いのか。

この本に手を伸ばす時、「憂鬱ぶってる場合ちゃうぞ、おれみたいな何もしてないやつは」と呟いているうちは、まだ生きていけるかなと思う。

神経の尖った人の見る世界　鳥さんの瞼

読んでくれてありがとう。

私は「鬱」の近くに居る時、視界がくぐもってゆきます。一方で、尖ってゆく解像度もあります。感覚に。死に。存在に。一般的にこれは神経症、と評される状態のことだと思います。憶えのある方も多いかもしれません。神経症状態はしんどいです。なんていうか「わかっちゃった」感じになるんですよね……。傾いでいく精神をはっきりと意識しながら、でも動けない。死の昏さに抱きしめられているのに、茫漠とした意識の中に座っているのに、どこか冴え冴えとする感覚。その感覚に、不思議と繋がってくる文章に触れる安らぎ。私はそれが好きです。

とはいえ、そんな時の多くは文字が全然読めません。そこで私は短歌集か、静かな小説を読みます。後者でご紹介したいのが『Kの昇天 ―或はKの溺死』（梶井基次郎）です。短い、検索すればフリーに読める、というのも好きな点です。

青年の手紙で始まるこの物語は、病と共に精神が鋭くなった「K君」が「月世界」に行ってしまうまでを語ります。作中の「K君」はひたむきで、自分に見えている月の世界を、信じるというよりも堅い強度で魅入ってゆく。神経症と共にある美しさ。

そして読んでいると感応してゆく自分に気が付きます。きっと本の癒しのひとつですね。

勿論優れた文学だから惹き込まれる、というのもあると思いますが、同じような心の部位をもつ人にわかる深みもある、と私は感じています。

神経の鋭敏さを持つ人にのみ、見えうる世界。そこにこの物語は寄り添っています。「鬱」に近い人間を励ますのでも、落ち込むのでもなく、ただ静かに美しさを共有する。そして美しさへ自身が滑り落ちることの心地よさ。


憂鬱や悲しみや死に囚われていながら、こんな時は自由なように感じます。自分の存在、苦しみまでも透き通るような。苦しみは捨てず、あるいは捨てられないままその中にかけがえのない美しさを掴む、そういったものが私にとっては「鬱の本」です。

あなたの「鬱の本」もいつかきけたら嬉しいです。おやすみなさい。

かけ算とわり算

永井祐

わたしは、普段はそれほど気分が沈み込みがちな人ではない。それでも、鬱の入り口みたいなものが見えることはある。

引き算のうちはよくてもかけ算とわり算でまずしくなっていく

以前にこういう短歌をつくったことがあった。わたしの場合、「かけ算」とか「わり算」が鬱を促進するみたいである。これは短歌のネタばらしというわけではないけれど、歌をつくったときになんとなく考えていたことだ。

そのころは三十五歳ぐらい、毎日9時5時とか13時21時で働いていた。そして、一日のうちで本当に集中できたり、生産的だったり、クリエイティブだったりするのは多くて2時間ぐらいだなとふと考える。だとすると、２×７が一週間のうちの可能性である。それに4を掛けると一ヶ月の可能性、さらに12を掛けたものが一年間の可能性……こういうのが「かけ算」であり、どんどん加速していってわたしの可能性を算定する。かけ算がおそろしいのは一気に未来まで届くからである。もっとこわいのは、「１００年生きるとしたら」などからはじまる「わり算」で、これがはじまると、たとえば死ぬまでに読むことができる本の冊数などさらっと出てきてしまう。その数字がわたしの知的な可能性の限界である。

人にもよるだろうけれど、わたしにはこういうのが鬱っぽい思考の誘因になる。かけ算とわり算をやめよう。かけ算とわり算がはじまると、昨日と今日と明日がまったく等しい同じものになる。十年後の1時間と、今すごしている1時間も同じになる。本当はそれらは質的に違っていて計算が成り立たないはずなのだ。やっていい計算は足し算と、せいぜい引き算までである。

それで読書というのはわりと、この意味での「かけ算」と「わり算」を人に伝えてしまうものだと思う。新しい算術は、一気に世界を割り切る快感と背中合わせに、急速に世界を貧しくするものでもある。ただ、詩歌の本は比較的こういう思考から離れやすいものかもしれない。特に昔の本はそうだ。

よる深くふと食ひたくなりめし食ひぬ寒がりにつつ　斎藤茂吉『赤光』

入り日さすあかり障子はばら色にうすら匂ひて蠅一つとぶ

昔の人は計算をやめて「今」や「ここ」に集中する力を持っていたように感じることがある。短歌を読んだり作ったりすることには、どこかしら身を修めるような要素がある。「かけ算」や「わり算」の囲いの限界を吹き飛ばすヒントがあるのだ。

明日できることは明日やる

中山亜弓

心疲れて仕事から離脱していた知人の部屋に張り出されていた標語である。幼い頃から、親や先生に"さっさとやれ"と急かされ通しの私にとって、真逆のスローガンは衝撃的だった。

はたして遅れや逸脱の効能とは何なのでしょう?

目的地までの最短直線距離を走るのでなく、着地点もないまま、まわり道をして、愚鈍なくらい物事を眺めることで得られる発見の妙は、宮沢章夫さんの『牛への道』をはじめとした一連のエッセイで堪能できる。

たとえば、宙高く人を放りあげる胴上げという不思議な行為を巡る思索では、その起源や事例を掘り下げるのでなく、「もし胴上げが競技になったら」という、あらぬ方向へ展開し、やがて大会の様子が描写される。さらに氏の演劇作品では、時間を持て余した男たちが「胴上げでなく、下げてみたら?」と、胴下げを実践する場面が出てくる。その様子を眺めて(やっぱり下げるより、上げる方がしっくりくる）と妙な納得をして、胴上げはますますわからなくなってしまう。しかしここまでくると、わからなさや迂回は不安や無駄でなく、もはや愉しみであることに気づく。

あるいは、身体レベルで〝遅れる〟ことの重要性を言語化してくれたのは、整体師の片山洋次郎先生だ。

「思いつめやすい、過度に集中しやすい人ほど『一歩後ろに引く』スタイルを意識的に身につけるとよいでしょう。知らないうちに体勢が前のめりになって、何かにしがみついているような身がまえになってしまっているからです」（『身体にきく』）

片山先生は、人間関係も身体どうしの共鳴や緊張が作用していると指摘されており、緊張が高まった場合は、一歩引いたり、一拍遅らせることが有効だという。なんだか懸命に押しても開かないドアを引いてみたらあっさり開いた、みたいな、拍子抜けするようなテクニックだが、世の中には努力ではいかんともしがたいこともあれば、諦めや待つことも解決法のひとつという知恵は、力を尽くした人たちにとっては救いになるし、尽くさない人にとっては「果報は寝て待て」「棚からぼたもち」の小さな夢を与えてくれるようで悪くない。

2023年4月　七野ワビせん

ぼくは寝込んでいた。毎年、春は心の病が悪化してしまう。今年は特に酷い。辛い記憶を思い返しては、後悔、怒り、寂しさ、不安をぐるぐる。生きることは難しい。生きる事を辞められたらどれだけ楽だろうか。ぼくは、布団の中でそんな事ばかり考えていた。

そんなある日、郵便物を取りに玄関を出ると、マンションの壁に大きな蛾がとまっていた。体毛は白くふさふさ、腹はでっぷり太く、羽は緑色。なんだこいつ⁉　ドキドキしながら写真を撮り、画像検索にかけると、どうやらオオミズアオという蛾らしい。

「どうしてこんな所に居るんだろ……」

遠くから迷い込んで来てしまったのかもしれない。

「まあ、ここは緑も何も無いけれど、雨風はしのげるでしょう。ゆっくりしていきなね。」

心の中で声をかけ、ぼくはそっと部屋に戻った。

次の日。オオミズアオを見に行くと、緑の羽根だけが床に散らばっていた。どうやら、鳥に食べられたらしい。

「昨日までは生きていたのに……」

鳥だって生きるために食べた。でもオオミズアオも生きていた。

「ああ、やっぱりどの生命も、生きるのは難しいんだ……」

ただでさえ調子の悪いぼくの心に、重く、暗いものが、ずしっとのしかかった。しかし、もう一度壁をよく見ると、小さな卵が6つ。すぐにわかった。昨日そこで生きていた、オオミズアオの卵だった。最期の力を振り絞って、産んだのだ。

ぼくは慌てて部屋に戻り、紙コップと葉書をもってきた。紙コップを添えながら、壁と卵の隙間に葉書を差し込み、慎重に剥がす。そして無事保護することができた3つを、部屋に持ち帰った。

ぼくはこの卵に、何故だかとても、生きてて欲しかった。

検索した知識を元に飼育道具を揃え、『イモムシの教科書』という本も買った。表紙には、著者の安田守さんが撮影した、6匹のイモムシ。生きるための工夫が凝らされた、不思議な姿。

14日後、3つの卵は孵化した。真っ黒い小さな幼虫は、生まれた瞬間に餌を探して這い回った。ぼくの入れた食草に、ようやくたどり着き、小さく齧った。その小さな齧り跡を、ぼくはいつまでも眺めていた。

曖昧なものの博物館

西崎憲

明るい場所があまり好きではない。明るすぎる部屋では落ち着かない気分になる。谷崎潤一郎が『陰翳礼讃』のなかで述べているような部屋は自分には暗すぎるように思うが、たしかに四方の壁などははっきりと見えないほうがいい。そのほうが広く感じられるし、切迫感もない。そもそも何事もはっきりしないほうがいいのだ。曖昧であることが望ましい。人の顔ははっきりと見たくないし、自分の顔もはっきりとは見られたくない。だから理髪店という空間には恐ろしさしか感じない。明るい場所で自分の顔と対峙するなんて、なんという恐怖、なんという責め苦。

万事がそういった調子である。新しく明瞭なものよりつねに古く曖昧なものが自分にはいいものと感じられる。

美術館より博物館、新刊書店より古書店、新しい服より古着。

もしかしたら根深いところで自分は閉ざされることを望んでいるのかもしれない。人間も社会もわたしはまったく好きではない。わたしの基本的な行動原理は諦観と厭世観に裏打ちされている。

けれどそう言っても生きて生活を営んでいるわけだから、この世界のどこかあるいはなにかに「意味」を見出してはいるのだろう。

嫌いなものを並べたので好きなものについても記そう。

震災後に電力不足が懸念されて街が暗くなった時期があった。長くはなかったはずだ。二、三か月。あの時期の夜の駅はすばらしかった。平生より三割か四割ほど暗く、出歩く人も減っていた。駅は大きければ大きいほどよかった。暗く巨大な空間をいきかう姿形の朦朧とした人々、自分も影のようになってそこに混じる。池袋や新宿の駅は外国の駅かと見まがうほど異質でノスタルジックになり、自分はそこをエトランジェやアウスレンダーとなって漂うように移動する。街があれほど好ましいものに思われたのは後にも先にもあの時期だけだった。あのときの街は全体が博物館のようだった、そしてそこに展示されていたのは明らかに自分であり自分の日常だった。そしていつもと違ってわたしは完全に世界に適合していた。おそらく暗く曖昧であることによって。

戦友　野口理恵

長い連載を終えた作家と二人で台湾に行くことになった。初個展という大仕事を終えた作家を労うのが本来の目的だが、ちゃっかり現地でのサイン会と抱き合わせにし、次回作の取材まで兼ねるというなんとも欲張りな旅である。

私は初の訪台で、真っ先に思い浮かんだのは向田邦子だった。向田邦子は直木賞を受賞した翌年、取材で訪れた台湾で飛行機事故に遭った。私は学生の頃から彼女の凛とした生き様に憧れを抱いていて、久しぶりに本棚から本を引っ張り出して読むと、すっかりかぶれてしまった。私は興奮気味に、「台湾といえば向田邦子が飛行機事故で亡くなりましたよね。だから最近、向田邦子の本ばかり読んでいて」と作家に話すと、「向田邦子は素晴らしいです。でもこれから行く場所で起きた飛行機事故の話はやめましょう」と釘を刺されてしまった。たしかに。私はいつも不幸な連想で出鼻をくじきがちで、無意識とはいえ、空気の読めない自分が情けない。

向田邦子の没後四十年に刊行された『向田邦子を読む』（文春文庫）には、作家の交友録が収録されていて、なかでも文壇仲間の山口瞳が彼女の死後に寄せた追悼文「向田邦子は戦友だった」は、涙なしには読めない。向田邦子の訃報を受けて集まった仲間たちは、彼女の死を悼み、軍歌「戦友」を歌う。みな泣き腫らした目で、ひとり、ひとりと歌うことができなくなり、歌の最後に辿り着けなかったエピソードが語られている。

引き合いに出すのも烏滸がましいが、私は向田邦子が羨ましい。はたして私の死後にはどれだけの人が泣いてくれるだろうか。私には家族と呼べる存在がいない。両親は十代で亡くなり兄は四年前に自ら命を絶ったせいで、死はいつも身近だった。とはいえ決して人生を悲観していない。むしろめちゃくちゃ明るい。死は誰にでも訪れ、やがて地球が爆発してすべてが宇宙の塵になると考えると、日々の悩みなど瑣末なものに思えるから、死を思うとむしろ元気になる。

この広い宇宙で私に注目している人はいないし、誰も手を差し伸べてくれない。だから酔っ払って居酒屋の椅子から転げ落ちても、平坦な道でずっこけても、自分の力で立ち上がるしかない。誰の手も借りるつもりもないから気楽なものだ。どうせひとりなら鬱々と過ごすよりも美味しいご飯を食べて笑い転げていたほうがいい。だから残りの人生では戦友をつくりたい。お互いの死を思い合える戦友を。それがきっと生きるための糧となるはずだ。なんて思いながら、戦友ともいえる作家との旅支度に精を出す。

きこえる声で話してくれた　　初谷むい

わたしは本が読めない。昔はよく読んでいて、いつからか読めなくなった。本を開くと、あまりの意味の多さに呆然としてしまう。感情を持っていかれそうになるのが苦しい。それで、読めない。いまのわたしはいつもちょっと疲れていて、ぼんやりすることにいそがしい。わたしは短歌を作ることが好きで、読むことも、好きだ。けれど、ここ最近は読もうとしても読めないことが多い。だけど、「読めない」わたしがどうしても読みたく、そして「読めた」、たいせつな歌集が何冊かある。

月がひかってる月がひかっているチャンスを棒に振るように生きて
きみだけを守る空気があるでしょう　お土産にしたくなる、空気だ
／谷川由里子『サワーマッシュ』（左右社）

『サワーマッシュ』は、大好きな歌集のひとつで、よく読み返している。どの歌もあっさりとした味わいで、幽霊と話しているようなふしぎな感覚になる。読者側に干渉しすぎることなく、こちらはこちらでやっているよ、という距離感があって、読みやすい。守ってくれる、見ていてくれる、という目には見えないパワーを信じているような歌がときどきあって、なんだかほっとする。弱っている時に読むとお薬になる、魔法のような短歌たちだと思う。

引用の一首目は、いつもこころのどこかにあって、ときどき浮かび上がってくる。「チャンスを棒に振る」は良くないことなのだけど、この歌はどこか軽やかだ。「月がひかってる」、「ひかっている」ことを二度確認しているところで、うん、うん、と納得しているような感じがする。それでもいいよ、と思っているかのようだ。「チャンスを棒に振る」のが気持ちの良いことのように思えてくる。絶望の歌であると同時に、希望の歌であるのが心地よい。

「読めない」はさみしいことで、だからこそ、「読める」本に救われることもあると思う。「読めない」あなたが「読める」本に出会えることを、わたしは願っている。祈っている。

言葉の声が案内してくれる

東直子

二六歳のときに短歌の創作を始めたのだが、思い返せばそのころは、育児が大変すぎて日々が憂鬱だった。短歌を創作することが、どんよりとした気分をほどくための一本の細い糸口のように感じられた。二人の赤ん坊が昼寝をしたほんの一時間ほどの時間が、言葉と無心に向き合う時間だった。言葉にした気持ちは、たった今生じた気持ちでもあるし、遠い遠い日に感じた想いでもあるし、想像上の世界を生きる誰かの気持ちだったりした。そうしていつしか自分をとりまく現実の環境が、かけがえのないものだとしみじみと思えてきたのだった。

創作と同時に、たくさんの現代短歌を読み始めた。胸がざわついた。出会ったこともないのに、短歌作品を読むと、その人がすぐそばにいるような気持ちになった。作者の肉声が、いや肉声よりももっと深いところからこぼれてくる声が聞こえた。

特に心惹かれたのが大西民子と永井陽子の作品で、『大西民子全歌集』（現代短歌社）と『永井陽子全歌集』（青幻舎）は、今でも青田のように付箋が繁っている。今はこの世にいない二人だが、全歌集はそれぞれずっしりと重く、ページを開けば鼓動としての歌が並んでいる。

切り株につまづきたればくらがりに無数の耳のごとき木の葉ら　大西民子

木の葉が、無数の耳に見える。胸の中にあるもやもやした不安感とともに見上げたら、きっとそうなるだろうと共感した。「無数の」に不安感の底の暗さ、深さが窺える。落ち込んでいるときに読むと、この作者と同じ暗闇を共有しているような不思議な安堵を覚える。「無数の耳」は、世界を繋げるツールになっているようだった。

ゆふぐれに櫛をひろへりゆふぐれの櫛はわたしにひろはれしのみ　永井陽子

夕暮れの景色の中で櫛が一つ落ちていて、それを拾った。それだけのことを詠んだ歌だが、この歌にも不思議な安堵感を覚える。永井さんの歌は、この世でひとりぽつねんと佇んでいるようなさびしい気配がするものばかりである。でも、決して辛さや苦しさに結びつくような重苦しいさびしさではない。あかるくて、かろやかな、心地のよいさびしさである。

生きているどのことよりも明々《あかあか》といま胸にある海までの距離　永井陽子

まるで灯台のように胸の内の灯が海まで照らしている。光は、外から差すだけではなく、自分の内側からも照らすことができるのだと教えてくれた気がする。

ゲーテをインストールする。

Pippo

二十代の一時期、心が死んでしまったときがあった。当時、交際中の恋人がいた。ある時、共通の知人から、その人が別の女性と結婚間近だという話を聞き、さらに「結婚式行く？」と聞かれた。しかし、とくに呼ばれていなかった。のちに当人に尋ねたら、悪びれず「どっちも好きなんだ」と言った。周囲には付き合ってるのを黙っておこう、秘密ね、と言われていたことにも初めて合点がいった。落ちた。果てしなく落ちて。その人から離れた。自分自身のこの肉体と精神が存することの無意味さと不毛をとことん考えた。誰からも求められていない、無価値な自分が生きていても、世界には無益だ。死んだほうが良いのではなかろうか。近所のマンションやデパートの屋上へゆき、柵や塀のない、飛び降りができそうな場所を探しまわった。けれど、ふと思った。自分は家族には愛されている。父も母も兄達も、犬も、私が死んだら泣くだろう。悲しませたくないと思うほどには、私も家族を愛していた。死にたいが、生きなければいけない。でも、どうやって？　むきだしの自分で生きつづけて行くには世界はハードすぎる。そこで手にしたのは、十代の頃に耽読した『ゲーテ格言集』（高

橋健二編訳 新潮文庫）だった。その最初の頁にこうあった。

「鉄の忍耐、石の辛抱。」

なるほど。このとき、ゲーテに何があったのだろうか。つらいことがあったに違いない。体育座りで石の如く忍耐しているゲーテを想像すると少しかわいかった。なんだか笑えてきて、励まされた。「人間がほんとに悪くなると、人を傷つけて喜ぶこと以外に興味を持たなくなる。」ぅむ。あいつ（元恋人）は、ほんとに悪い人になってしまった可哀想な奴だ。「すべての階級を通じて、一段と気高い人はだれか。どんな長所を持っていても、常に心の平衡を失わぬ人。」その通りだ。気高い人間になろうじゃないか。ぺしゃんこにつぶれた心に私はゲーテの言葉を一つずつ、インストールし始めた。その思想を体言することに努めた。生身の自分にゲーテを武装することで、対人の恐怖がやわらいでいった。けれど、どこかでさみしかった。その思想に共感したとは言え、ゲーテを噛ませている後ろめたさがあった。その微妙な違和感を喝破したのは、ある一人の人間だった。内心に踏み込まれ腹が立ったが、嬉しかった。その人と一緒に暮らして、今年、九年目になる。

脱法ドラッグ米粉

姫乃たま

パンを隠れて食べるようになりました。

私は10年間地下アイドルをしていて、最後の卒業公演に向けてダイエットをしていました。あの頃は常に低血糖状態で、ずっとパンが食べたかったです。

しかし、パンを食べると太るという思いがだんだん拗れてしまったのでしょう。誰からもダイエットを強制されているわけではないのに、パンを食べているところを人に見られてはいけないと思い込むようになったのです。

華やかで盛大な卒業公演を終えると、その反動でいままで経験したことのないほど深い鬱がやって来ました。長く続いた低血糖状態と、鬱が私の思考能力を奪います。

ダイエットをやめても、私は人前でパンが食べられなくなっていたのです。そしてパンを隠れて食べるようになりました。

ひとり、自室で膝を抱えてパンを食べている時は、覚醒剤を打っているような後ろめたさがありました。

そこで思い浮かんだのが、脱法ドラッグです。小麦粉が覚醒剤ならば、米粉は脱法ドラッグだと感じました。使っていて印象はよくないけど、逮捕されることもないという感じです。鬱を紛らわしたい気持ちもあって、私は米粉でパンを作るようになりました。

お気に入りだった本は、多森サクミさんの『フライパンでできる米粉のパンとおやつ 小麦粉なしでも本当においしい』（立東舎）です。

米粉の今川焼きが写っている表紙が可愛くて、手で持つとすっと馴染む感じがありました。なんと言っても、鬱の時は気力も集中力もないので、フライパンでできるところがちょうどよかったです。レシピにはそば粉やタピオカ粉まで出てきて、私は新たな脱法ドラッグを手に入れた心強い気持ちでした。

依然として、小麦粉のパンは自室で隠れて食べていましたが、米粉で作ったパンなら、家族に振る舞うこともありました。

いま思うと、本当に不思議な思い込みだったと思います。鬱とは恐ろしい脳の病気です。パンは人前でも食べられるようになったけれど、いまでも私の鬱病は治っていません。

でも何もできずに横たわり続けた後、わずかな気力が湧いた時、パンを食べるとやっぱり少しだけ元気になる自分がいるのです。

何度もめくる、自分はここにいる

緋山重

どうしても、何もかもが馬鹿馬鹿しいと感じる時がある。別に、今まで生きてきて何か大業を成したわけでもない。なんなら今まで善いことと悪いことのどっちをたくさんしてきたかと聞かれたら悪いことだと即答できる。それなのに、そんな自分のくせに、なんでか、しんどい。全部、本当に全部、投げ出したくなる。

些細なことが、自分にとっては脅威になる。教室で行き交う話題がぶつかって生まれる喧騒、少し間を置いてから話し始める先生のその沈黙、なぜかわかった気になっている目線、きらきらした子どもの瞳、笑顔を絶やさず楽しそうに買い物をする家族。自分が交わることはない存在でも、目に飛び込んでくるとどうしても怖くなる。なんでみんなあんなに楽しそうなんだろう。ここはこんなに生きづらい場所なのに。

こういう時は縋れるものが欲しい。なんとなく怖くて、LINEは用が無い限り送れない。恋人は別れてからずっといない。無条件に味方になってくれる人なんていない気分で、ひとりベッドの上に寝そべっている。今住んでいるアパートは、枕元の壁際に小さな棚がある。

そこに置かれた本たちのひとつに手を伸ばす。

何度も何度も読み返している小説がある。太宰治の『斜陽』。本作に登場する、主人公かず子の弟である直治のことがとても好きだ。直治は自分の生まれである貴族階級に居心地の悪さを覚え、嫌い、進学を機に溶け込もうと試みた民衆にも馴染めず、血筋を拒否して身をボロボロにしてまで繋がりを欲した。けれど、中途半端なままの自分を誰よりも責め、疎外感を抱えていく。その弱さや苦しみ、ひりひりした叫びにいつしか引き込まれていた。

思えば、ずっと息苦しかった。誰にもわかるもんかという目をしていた。朝、まだ誰もいない時間にわざわざ誰もいない校舎に行って外を眺めたり、保健室で本を読む時間が無いと一日をやり遂げることができなかった。どこにいても落ち着かなかった。私だって、と思ったけれど、これも自分だ。

そんな自分の拠り所は、今より未熟な頃からきっとこの本だ。

この本を中学生の頃から読み続けてきた。カバーの折り目はもう完全に離れそうなくらい裂けてしまっている。『斜陽』は、人間が生き、愛し、争い、死に、そして産まれる、人生というものが詰まった作品だ。この小説があれば、きっと大丈夫。確証はないけど。

明日はゴミ出しをしたいから、早く起きれますように。

深夜のツタヤ　平野拓也

大学院から東京で暮らし、大学から1番近い上野駅近くに部屋を借りていた。2年生になった頃、高校時代から憧れていたエディトリアルや装丁などのデザイン事務所に勤め出した。午前中に大学に、午後から事務所に通っていた。自慢ぽくなるが、山形の美大から大学院に進学した時に、「文字組みのデザインがすごいうまいやつが来た」と噂が回っていた。学部時代はグラフィックデザイン専攻じゃないということもあり、褒められることが、内心うれしかった。今までのんびりと作っていた環境から、急に、それまで紙の上でしか見ることができなかった方々と仕事やプロジェクトの一端でご一緒できて、うれしかった反面、急に都市での生活や、仕事としてのデザインに入り込んだこともあり、うまく、自分とも他人とも向き合うことができなかった。段々と小さなことでミスするようになり、それを改善しようとする思考も生まれないほど混乱していた。修了制作もなんとか提出したけど、先生からは「点数つけられないけど、これからに期待」と言われた。期待することなどあるのだろうか。卒業式に出るのも悪いことのように感じ、出られなかった。そこからは、ずっと悪いことのルーティン。本、なんで好きなんだっけ。ともなっていた。

お昼から仕事が始まり、深夜12〜2時くらいに仕事が終わる。馬喰町の事務所から自宅への帰路にある上野のツタヤはたしか朝5時までやっていて、帰り際によく寄っていた。四方に本がたくさんあって、その中をぼんやりと、でも深呼吸して本の匂いを嗅ぐ。そうすると、なぜか落ち着いた。一日中、本のことをやって、よくわからなくなっているのに。不思議だった。一度だけ、肉のハナマサでレモンを買って、そっと本の上に置いたことがあった。画はくっきり覚えているが、その時の気持ちは思い出せない。

それから、数ヶ月後、体調も崩して2年弱でやめてしまった。代表や先輩方には本当に迷惑をかけた。その後、デザインから距離を置いて、肉体労働したり、地域でデザインするようになった。うまくいかない。プライドも邪魔をする。少しずつ、少しずつ、迷惑をかけたり、搾取されたり、励まされたり、を繰り返して、30過ぎくらいから、漸くできることが増えた。事務所の代表からもらった言葉で「人のことを考えられないなら、デザインするな」をよく思い出す。今では、当時、迷惑をかけた方々とも仕事をするようになった。また、本の仕事もしている。下を向くことが減った。ひとつずつ、ひとつずつ。他人がいて、僕がいる。

現在、京都で暮らしている。偶々、梶井基次郎の『檸檬』の舞台である京都丸善の場所が気になって調べたことがある。今はもうない。その跡地を横目に颯爽と自転車で駆け抜けている。

このバカ助が

pha

鬱っぽい内容について書いた本は多いけれど、本当にどうしようもなく鬱っぽいときは、文章を書くことも読むこともできないと思う。書くのにも読むのにも、ある程度の精神の余裕が必要だ。

年に数回、何ひとつ楽しいことがなく、すべてが行き詰まった絶望的な気分で、一日中部屋の電気もつけないままずっと布団で横になっている、という状態になることがある。

そんなときは読書なんてできないので、スマホでネットのクソどうでもいい記事を読み続けるか、「同じ色のキャンディを三つ並べると消える」みたいな頭が悪くなりそうなゲームをやり続けることしかできない。

あとは、マンガだ。マンガはかろうじて読める。

それも、カルチャーの匂いがするようなマンガではなく、怪物が人を殺しまくるだとか、ヤクザがひたすら殴り合いをするだとか、そういうマンガだけが読める。そういうものを読んでいるときだけ、どうしようもなく塞いだ気分がわずかにまぎれる感じがある。

『ドンケツ』(たーし・少年画報社)は北九州のヤクザの、通称「ロケットランチャーのマサ」こと、ロケマサが主人公のマンガだ。

ロケマサは四十代のオッサンで、坊主頭でゴリラみたいな体つきをしていて、下品で、自分勝手で、性格が悪く、みんなに嫌われている。

だけど、恐ろしく喧嘩が強い。「どこぞのくされバカ助かしらんけどぶち殺してやらァ」などと荒っぽい北九州弁で凄みながら、圧倒的な腕力で、気に食わない奴を全てぶん殴っていく。

そんなロケマサを見ていると、少しだけ気分が楽になる。

自分が鬱々とつまらないことを考えて絶望的な気分になっている様子を、もしロケマサが見たとしたら、二十七巻の名シーンのような性格の悪い顔で、ニヤニヤしながら見下すだろう。いつも自分はどうでもいいことを考えすぎる。偏った頭で、考えてもどうしようもないことばかりを。もっと何も考えず、ロケマサみたいにスカッと生きれたら。

『ドンケツ』および続編の『ドンケツ第2章』を今まで何度読み返しただろうか。鬱っぽい気分のときは、ひたすら頭を低くして嵐が過ぎるのを待つしかない。ごまかしながらやり過ごしていれば、そのうち気分か状況かのどちらかが変わる。そうやって今までやってきた。

NHKにさよなら！

ふぉにまる

『NHKにようこそ！』、僕がこの本を読んだのは14歳の時だった。17年前になる。中学1年生の夏休み明けから不登校になり、一瞬でひきこもりになった。

1か月外に出ない、誰とも喋らない日なんていうのはザラで、両親ともまともに楽しく会話が出来たのはマイスリー（睡眠導入剤）を飲んでいる時ぐらいだった。

同年代の人間ががやがやと家の前を通り過ぎるのを自分だけが取り残されたような気持ちで聞いていた。世界に光の速さで置いていかれているような気がした。ひきこもっているにつれて同級生だけではなく、全てのすれ違う他人がおそろしくなっていった。

昼に起きたらすぐにパソコンの電源を入れ、ネトゲをしながら、専用ブラウザで2ちゃんねるのスレが動くのを眺める。「ひきこもり板」に常駐し、「不登校中学生のスレ」という一日に2、3件の書き込みがせいぜいのスレッドを見ていた。そして数回「不登校中学生のオフ会」に行った。インターネットの存在は今でも大きいが、その頃の自分にとっては今以上のものだった。自分と同じような時間を送っている人々がいることを知ったし、そうであってそうでない人達のことも知った。

『NHKにようこそ！』に出会ったのは当時「ひきこもり板」では常識だったからだ。「佐藤君」「岬ちゃん」「山崎」という名前は度々目にしていた。本を読むと「僕のことが書かれてる！」そう思ったのを覚えている。オフ会に来る人達にさえ「あんたらに何がわかる？」とそう思う事もあった。

その後、僕は佐藤君の年齢を過ぎ30代にまでなった。この時間で知ったことは「岬ちゃん」も「山崎」も「先輩」も存在していることだ。境界性人格障害の人間と恋仲になったことがある。「岬ちゃん」はこれだったのかと納得した。合法ドラッグを吸引した。同じ趣味をもち、共有できる友人も出来た。不幸せや性に流されるエヴァに出てくるような大人を見た。

『NHKにようこそ！』は共感の中に希望と安心を与えてくれた。気づかない内に社会勉強までさせてくれていた。

僕はいまだに昼間外を歩くのが怖い。が、30歳という年齢を節目にしようと思い社会復帰を目指して就労移行支援に通っている。経験上続くかどうかわからなかったが、もう半年近く続いている。

佐藤君が明るい未来を生きたかはわからない。これからの僕もわからない。でもあの時感じていた「何がわかる？」という孤独感、そこに繋がる共感は一生手放せないだろう。

鬱、憂鬱、10代、本、と言われ放出したレテパシー

古宮大志

アルコール依存症になり、たくさん学んだ。断酒による鬱という心の動かない状態の事も知っている。断酒の継続は下りのエスカレーター。黙って突っ立っていると、気付かないうちに飲酒の階に降りてしまう。常に前のめりに治療の足を動かさないといけない。毎日トコトコと万全を期しているので最近は滅多にないが、昨年の冬、少し鬱だった。憂鬱と鬱の違いをバンドマン風に説明すると、憂鬱な状態でも歌は出来るが、鬱の状態では絶対に歌は出来ない。喜怒哀楽が無い。昨年の冬の鬱は、義祖母の危篤で病院に駆け付けたら晴れた。短くも激しい義祖母らしい明るい臨終に触れ、気付けば「鬱」から「悲しい」になれていた。義祖母には悪いが正直気持ちが良かった。そして歌が出来た。「さよならの合図」という歌。

「さよならの合図は　人と違うべきだよきっと　脈が止まる時とか　そんな事じゃ無くてさ　僕と君の合図は　数ヶ月前のあの時かな　それか遠い未来の　寒い朝の雨かな　どーせいつか今の事は懐かしくなってしまうから　過去に少し似た未来でもかまわずに行進する

あの日とぎれたままで　放っておいたやさしい夜を　何事もないように　はじめる君が好きさ　君は僕が歌など　歌ってる事も知らないまま　だけど歌によく似た　同じだな　ありがとう　どーせいつか今の事は美しくなってしまうから　過去に少し似た未来でもあきらめず行進する」

16才。まだ歌い始める前。その頃は義じゃない祖母と過ごす事が多かった。進路未定の高校生は毎日が不安でしょうがなく、自分の将来と全く関係の無い、岩見沢のばあちゃん、と過ごすのが楽だった。この翌年には友部正人の歌に出会い『ジュークボックスに住む詩人』を読み、自分の飛び込むべき世界が存在する事を知るのだが。16才の時はまだだった。自分の人生と関係の無い所に行きたい。ただそれだけだった。そしてそれは祖母の家か旅だった。自転車に乗り、通学路を外れ、そのままずっとどこまでも。カバン代わりのビニール袋に酒とフランスパン（旅人の必需品と思い込んでいた）とウォークマンと星野道夫。重いから一冊だけ。旅の時にはいつも『アラスカ　光と風』だった。今いる北海道よりもずっと北。遠いアラスカは自分の大嫌いな人生と関係の無い光だった。だからいつも一緒だった。

鬱は小説の始まり

増田みず子

小説を書きはじめる前、物心ついてからずっと、私は、鬱の世界を漂い続けていたみたいです。10代のころ、とくによくない精神状態で生きていたと思います。生きたくないと強く思いながら、生きたいと思えるようになりたい、と願ってもいました。

思うとか、感じるとか、考えるとか、小説を読むとか、そういうことで頭と胸をいっぱいにしていました。

小説というものがあってよかったです。小説のなかでだけ、私は、人に興味をもつことができました。きっと私のような、小説だけを頼りに生きてきた人たちが過去にもたくさんいたんだと思います。きっと未来にもたくさん生まれてきて、小説を書き続けるんだろうと思います。小説を読みながら、小説の中の、私によく似た人たちの言葉や感情や決意やあきらめに心を響かせました。私と似た人に、小説のなかで実によく出会いました。その人たちに刺激されて、自分の頭のなかの鬱の霧を、言葉に変えて、文字で記録することを始めました。それが溜まると小説みたいな形になっていました。

生きることは、いつも未来と向き合うので、未経験の不安はつきまとうけど、10代のころは、まったくの無知だったから、と今は思えるようになりました。

20歳くらいのとき、たくさんの作家の小説を読んで、生きる方法を学ぶ力がついた、という実感がありました。自分以外の人間の心を知ることができたからかなと思います。とくに大庭みな子さん、高橋たか子さん、河野多恵子さんの作品を読んだとき、自分の中の心の質を理解したような気がしました。似ているけど違う、と感じる部分を書くようになりました。自分独自と思えば悪い心も面白く感じ、書くと爽快感も生まれました。暗い小説を書いても楽しかったです。

小説のなかでしか心は自由に動かないけど、という思いはあります。でも、それでいいと思います。何回生まれ直しても同じ生き方を繰り返して、同じ小説を書くだろうと思います。それが自分というものだろうと思います。

ため息を深く深く深く深く……ついてそのまま永眠したい　枡野浩一

運動がまったくできなかった自分の高校時代をモデルにした青春小説『僕は運動おんち』（集英社文庫）は、主人公の男子高校生が綴った長い長い遺書というスタイルをとっている。彼は私と同い年という設定だから、死を選ばずに生きていたら五十四歳である。「時差！」というのが彼の口ぐせだ。つらいことを思いだして「自殺！」と叫びたいのだが、聞こえが悪いから末尾の「つ」を飲みこんでいる。

ラストはハッピーエンドと捉える人が多いように仕上げたけれども、彼が遺書を書き終えたあとで結局どうなったかはわからない。著者である私自身が今からでも自殺してしまったら、明らかに作品の解釈が変わってしまう小説であろう。今も変わらず自殺したい気持ちは私の日常に貼り付いているが、『僕は運動おんち』の結末を変えないためにも、できるだけ死ぬまで生きようと努力している。

死ぬことがとても怖い人と、比較的そうでもない人がいるのではないかと、前々から睨んできた。私は後者だ。『毎日のように手紙は来るけれどあなた以外の人からである　枡野浩一全短歌集』（左右社）の「栞」で往復書簡を交わした歌人、俵万智さんも後者だという。怪談作家で歌人の我妻俊樹さんが、死ぬのが怖いと何かに書いていて印象的だった。歌人だと、穂村弘さんも怖い派っぽい感じだ。

一人一人の感じている「怖さ」の程度を比較するのは難しい。私は寝る前に、「今から眠って目がさめなかったらいいなあ」と毎日のように思ってから眠る。あしたの準備を一応はするけれども、何かをめざしている途中で急死できたなら、幸福な人生ではないか。「まだまだこんな途中では死ねない」と思う人も多いのだろうか。私はもう充分生きた。これ以上生きていても、そんなに凄いことはできないと思う。謙遜ではなく、心からだ。

思春期のころは勉強も運動も遊びも嫌いだし日々憂鬱で、自分のこの苦しみを世に知らしめるような激しい死に方をしたいと願っていた。読んだ皆がこの世界に絶望し、後追いしたくなるような遺書を書きたかった。そんな文はなかなか書けなくて、何冊も本を出した。全作が遺書のようだと指摘されたこともある。指摘したのは映画『春原さんのうた』が国際的に評価された杉田協士監督。杉田監督は死ぬのが怖くない派っぽい。根拠はない。

私は今年、芸人になりたくてタイタンの学校（芸人コース）に入学した。あしたも朝から講義だ。宿題もやった。おやすみなさい。

人間の鬱

町田康

それについて子供の頃から周囲で大人が話しているのを聞いたり、本で文字を見かけたりして、それ故に改めて考えたり調べたりすることもなく、知った気になっているのだけれども、よくよく考えてみればそのことについてなにも知らないという事になって愕然とする、なんて事が屢屢あるが、鬱というのもそうで、俺は鬱についてなにも知らない。例えば。

鬱と鬱病というのは違うのだろうか。ヒポコンデリアという言葉を聞いたことがあり、それからメランコリイという言葉を聞いたことがあるが、それはどう違うのか。俺はそんなことも知りまへんのや。子供の頃、北杜夫の短編小説を読んでいたら母親が、「その人は躁鬱病なんやろ」と言った。それから暫くは、躁と鬱をセットとして捉えていたのだけれども、そのうち躁だけ、或いは鬱だけを呈す人があると聞くようになった。そうこうするうちに知り合いやその他の人で、鬱病になった、とか、前に鬱病になった、と言う人が出てきて、「ほんまかいな、そうかいな、本意宝飯本意宝飯」と言っていたのだが、不思議なことに、躁病になった、という人は殆どというか、まったくおらなかった。

その理由を考えるに、俺は人間というのは、いや違う、今の人間というのは、そしてその今というのは、そうさな、雑で申し訳ないけど、日本人の場合で言うと、一九七〇年とか、それくらい以降か、とにかくそれくらいの今の、普通に生きてる人間、は概ね、鬱になるようになっているのではないかな、と思う。そしてその傾向はこの十年かそれくらいで急になってんちゃうかな、とも。

そしてその原因や解決法は正味の話、俺のような阿呆にはわからない。つうかどんな賢《かしこ》にもわからんというのが真実《ほんま》のとこなんちゃんげ、と俺なんかは思ふ。だから解決法ははっきり申しあげてなく、鬱は今の人間の宿痾とも言える。だけど。同じような人間が此の世に居る、居た、と知り、俺だけが苦しいのではない、と知るとどういう訳かちょっとだけ楽になるというのも人間の不思議。あと、精神が、くわあ、となって痛みと快楽が同時にあるみたいになるのも。その不思議を体験したくて俺は小説を読む。例えば。梅崎春生の『幻化』という小説の終わりのところとかは、今、ぎりぎりのところをフラフラになりながら、止まれないで歩いている感じが、くわあ、ってなってね。

憂鬱な銀河　マツ

電車でお年寄りが前に立った時、本当に高齢なのかそれとも実年齢以上に老けて見えるだけなのか迷っているうちに、席を譲るタイミングを逃してしまうあなたへ。スーパーから帰宅して有料レジ袋の中を確認すると、パックのお惣菜から漏れた煮汁が袋の底に溜まっているあなたへ。どうしても焼香の手順を覚えることができなくて、葬儀場で自分が一番前にならないよう祈るあなたへ。電車、スーパー、葬儀場、会社、病院、学校、家庭、その他あらゆる場所や行事や生活に必要な行動には、円滑に正しく振る舞うための見えないフォーマットがあり、たいていの人はフォーマットに心と体をぴったり合わせて生きてゆけるのに、なぜか自分だけはフィットできなくてずれてしまう自分に、常にもどかしさと恥ずかしさとあせりを感じているあなたへ。自己肯定感はすり減り、疲労と憂鬱がデフォルトになってしまったあなたへ。これまでの「うまく適応できない」がこれからもずっと続く。そんなふうに約束されているあなたへ。

（未来のことはわからないのだからそんなふうに決めつけるのは良くない）。は？　そんな言葉は少しもあなたの慰めにならない。なぜならそれは「うまく適応できているみんな」が住む別の銀河の理屈であって、あなたが暮らす、マイナス思考のスパイラルが作りあげた憂鬱な銀河では何の役に立たないからだ。

ミランダ・ジュライの短編集『いちばんここに似合う人』に収められている『その人』という作品の主人公の「その人」は、みんな側ではなく、あなた側の銀河の住人だ。フォーマットに適応できず、不運で、憂鬱で、そのくせ本当に憂鬱から抜け出す千載一遇のチャンスが巡ってくると、なぜか尻込みしてしまい、憂鬱の銀河に戻り、あまつさえ安堵するのだ。どうです、あなたにそっくりでしょう？ そしてあなたもご承知のように、自分に似た境遇の人がいると知ることは、たとえ現実において役立たなくても、大いなる慰めとなる。

「その人」はあなただけでなく、おそらくミランダ・ジュライにも似ている。そして最後に告白するけれど、実は僕にもそっくりだ。

我々はおそらく決して出会うことはないけれど一人ではない。同じように憂鬱な銀河からの脱出を夢見ながらも同じように憂鬱を愛しつつ、別々に最期を迎えるだろう。

天体望遠鏡で誰かが我々の銀河を見たとき、たとえ弱々しくても、青く、美しい、一つの光でありますように。

それがかえって　　松下育男

人生の午後のある日、／憂鬱《ゆううつ》な死が訪れて、あなたの中に腰を落着ける。

となると、起きあがって歩いても、／あなたは死と同じくらい憂鬱になる。

ところが、運が良ければ、／それがかえって、
楽しみをより良いものに、／愛を一層大きなものにしてくれるだろう……。

（ウイリアム・サローヤン『ワン デイ イン ニューヨーク』（今江祥智訳　ちくま文庫）


私はこれまで、日本の好きな詩人の詩ばかりをくり返し読んできました。でも、生涯で最も多くの回数を読んだのは、朔太郎でも俊太郎でもなく、サローヤンのこの詩です。というのも、私はこの詩の載っているページを文庫本からコピーし、切り取り、オフィスのペン立ての側面に貼っておいたのです。朝、会社に行き、机の前に座るたびに、視線は自然と目の前のペン立てに行き、この詩を読むことになります。あるいは昼食で外に行き、帰ってくれば再びこの詩を読むことになります。そして読み終わってから、「それがかえって、か」と

つぶやいて、そこに小さなぬくみを感じて、「そうだよな」と自分に言い、おもむろに仕事に取り掛かります。そのような所作を、私は何十年も、定年になるまで続けていました。

家内を亡くしたのは私が37歳のときでした。突然の出来事でした。私はひどくうろたえました。そのときに一人の友人がそばにいてくれて、私が泣き続けるのをずっと黙って見てくれていました。それでも、私はいつまでも泣いているわけにもいかず、忌引き休暇が終わってともかく会社に行き、仕事をしました。それからしばらくして、ある日、一つのe-mailがその友人から送られてきました。そこに書かれていたのがサローヤンのこの詩でした。

言葉は人を救うとか、嫌なことがあった日の夜にも美しい詩を読めば自分の人生とは違うものが確実にそこにあり、気持ちが少しは楽になるのだと、私は繰り返し「詩の教室」で強調してきました。苦しい毎日を、時には詩（言葉）に助けてもらってもいいのだと、繰り返し言ってきました。そんなときに思い浮かべていたのは、この詩だったのです。

突然の妻の「憂鬱な死」によって、わたしはいったん詩作から離れました。そして長いこと文芸を遠ざけるようにして生きてきました。しかし「それがかえって」若い頃の自分の詩を見つめ、再び書く道筋を明らかにしてくれました。この詩に出会わなければ今の私はどうしていただろうと、たまに思うことがあります。

夕《ゆうべ》に光

miku maeda

私は物心ついた頃から実家を出るまで、音に気遣いながら生活していました。父が、音楽を志していたのです。ギターの弦をつまびきながら詞曲を創作する日々が日常であったうえに、さらに自身の真理を追求するためのヨガや瞑想をしていたので、日に数回ベートーヴェンの交響曲を流す時間帯がありました。そんな父を優先するためにもテレビ鑑賞には常にイヤホン、電話は留守電設定にと、家族は極力音を立てずに生活するようになっていきました。そしていつしか、静かに過ごすことが苦にならない〝ワタシ〟が作られていたのです。

だからでしょうか、本がいつも手元にありました。

「読書」は父の生活に干渉せずにワタシの世界を瞬時に持てる、身近でありながら最高の趣味だったのです。ただ、そんな風変わりな生活環境は、密かに淡く影も落としていました。すっかり身についてしまった〝他所《よそ》を気遣う習性〟は、ヒトとの距離感を取りながらも空気をうかがうという矛盾をうみ、ワタシのこころは疲弊していくのです。

だからでしょうか、本はまだ手元にありました。

10代の頃『24人のビリー・ミリガン』を手にとったのをきっかけに、『シーラという子』『檻のなかの子』と、心理学のノンフィクションに傾倒していったワタシは、著者の描く不器用な子どもたちに共鳴していたのかもしれません。

そして同時期によく読んでいた、おーなり由子、江國香織、角田光代、さくらももこのエッセイ。彼らの筆から生み出される、こころに泥《なず》む言葉たち。気付かぬふりした閉塞感に背を向けて、見知ったような日常と見知らぬ世界の輝きを、本のなかに探していたと思うのです。

そんな私の描く言葉が本のなかに羽ばたくなんて、20年前の誰に思い描くことができたでしょう。

〝言葉はいつでもそこに居て、自由も世界もちゃんと私を待ってくれている〟

過去のワタシが現在《いま》の私に教えてくれているのかもしれません。

だからずっと、いつまでだって、信じていたいと思うのです。

自由にあそぶ言葉たちを、言葉の織りなす世界のことを。

あなたが起きるまで

みささぎ

二〇二〇年の冬、仕事を辞めた。なんとなく目指していた「普通」から逸れはじめた、と誰に言われるでもなく理解した。

しばらくは無気力で、働かず、ネットで愚にもつかない詩を書き散らした。時間はあっても、本は読めない。働きはじめてからは文章というものがほとんど読めなくなっていた。

ちょうど噂に聞いた文学フリマが近所でやるというので、一度くらい生きて動く創作者たちを見ようと重い腰を上げた。気軽に読める詩集や歌集が目当てで、当然のように会場の隅っこに配置される詩歌のコーナーを目指す。地元の小さな書店が開くブースで、一冊の本に目が留まる。それが仲西森奈さんの歌集『起こさないでください』だった。

憂鬱なときは、なにか難しい言葉、なんてだめだ。なにか難しい事柄、なんてだめだめだ。誰にも説かれたくはない。僕たちは、間違っているから辛いわけじゃない。この本は、そういった他人からの干渉を忘れさせてくれる。なんて厭世的で、それでいて生き抜く意志を感じるタイトルだろう。

鬱に関するエピソード、というものがあまりない。他人の話も全部身に覚えがあるような気もするし、何も分からない気もする。

僕はまだ一通りの苦悩も、恥も知らない。なんとなくこんな自分が憂鬱であることが申し訳なくなって、健全な将来を目論んだりもするのだけど、たまに全てを捨てて太陽の沈む場所へと駆けていきたくなったり、する。

同じような人はきっとたくさんいる。生きづらいけど生きていけないほどじゃないし、憂鬱だけど鬱ってほどじゃない。やれば出来るのに、できない。そのくせ詩を書いたりして、普通ですという顔をするのも憚られて、場違いな所へ生まれてしまった。それでも、生きていかねばならない。

生きるとは考えることだ。魂の内側から溢れ出すなにかを僕たちは必死で表現しようとする。繭みたいだ、と思う。自らの感性や欲求を、実現するべき自己を、ずっと探している。「ほんとう」は、自分たちの中にしかない。

憂鬱な人へ。自分が出来ることは、不干渉だけだ。あなたは何を考えても、何をしてもいい。あなたが起きるまで。

ダメになって救われる——町田康のこと

水落利亜

高校生の頃、近所に住んでいた浮浪者然としたおじさんが「おまえ今は町田康だ。知ってるか？」といきなり言ってきて、とりあえず「はあ、えっと、はい」とかてきとうに返事してにやにやしながらペコペコ頭を下げてそのまま行こうとしたら、「あ？知ってるのか？読めよ！高校生だったらそれくらいいな！」と言われ、それで町田康のことを知った。それならということでそのままダイエーの本屋に行って『くっすん大黒』を買って読んだら一発ではまり、数ヶ月後には完全に感染して文体が町田康みたいになってしまったというのはひどく恥ずかしい話だが、もっと恥ずかしいのは就職活動をしないで大学を卒業したらニートになってしまったということで、完全に町田康の影響である。あのときは母親は泣くしじゃあおれもということで父親もニートになるしそれで母親が出て行くしで本当に大変だった。でも今からしたら全部いい思い出で、人生のうねりをつくってくれた町田康には感謝している。

子供の頃から常にびくびくしながら周囲の目を窺っていて、人の目を見るのがなにより苦手だったから、家族とも同級生とともまともにコミュニケーションがとれなくて、そのことをいつも真剣に気に病んでいた。みんなは青春を謳歌してるのにおれは今日も地区センターで三国志読んでる。家族旅行にもついて行かないで自室で背中を丸めてカフカを読んでいた。読書は楽しかった。でも寂しかった。面白い本を読んでるときは夢中でやめられなかったが、他方でまた来る日も来る日も大学図書館の廊下の端でひとりでランチパックを食べてる自分が情けないことこの上なく、涙がこぼれそうなのを必死でこらえていた。これがおれの一回かぎりの人生。一回かぎりの青春。どうしてこんなことになってしまったのか。あかんではないか。と思ったときのその俯瞰の仕方は町田康の『告白』の熊太郎のそれで、そのときに、そうだ、自分は小説家になって町田康みたいな小説を書こうと思った。それから五年後、自分は町田康ではなく高橋源一郎にはまっていて、それから五年後、自分は精神分析の勉強をはじめ、それから五年後、自分は今度は哲学の勉強をしている。結局小説は書いていない。でもたまに町田康の小説を読んだりYouTube動画を見たりすると、あんたのせいでこんなんなっちゃったよ。まあでもありがとう。となぜかタメ語で思うことがある。

うつのサーフィン　水野しず

鬱でまいりながらも「ウウー本が読みたい」とか言っている人に、私は一貫してさくらももこのエッセイ（『もものかんづめ』ほか）か中島らものエッセイ（全てが傑作なのでどれでもいいし、なんなら別の本に同じエピソードが書いてあることもしばしばある）を勧めています。

なぜならどちらのエッセイにも読んでいるといつの間にか自らの情動の波と真正面から対立して格闘なんかはせずに、まあそういったものもありますよね、と自分の内側のビッグウェーブを自然に受け入れてしまう岐阜県で言ったら長良川的な雄大さと、いい意味のいい加減さがあるからです。

人はパニック状態に陥ると、ついつい敵を探して対立姿勢をとることでひとまず状況を整理して脳を落ち着かせたい、という気分になると思うのですが、これは鬱の場合あまりよくありません。なぜならば、鬱と対立すればするほど指数関数的にしんどさ、もうやめたさ、一線を越えてしまおうかなあという気持ちが増大するからです。

例えるならば、怪我をして血がだくだく流れている人に「気をしっかりして!!」と言いながら酒を飲ませるような感じでしょうか。そんなことをしたら血行が良くなって余計ビャービャーになってしまうのですが、パニックの渦中では冷静な判断ができないのでよりビャービャー方向に自分から突き進んでしまう。これは本当にそう。なぜなら私がそうだったから。よりによってニーチェとか読んでしまう。やめとけ！　渦中の人間は必死で、必死すぎて滑稽である。神からの寵愛を失ったモーセのように「静まりたまえ!!」と荒れ狂う内心の海へ空疎な絶叫を繰り返し、やめたほうがよい激突を繰り返している。でも、違うんだよ。波は立ち向かうのではなくてサーフィンをしたほうがよい。サーフィンをしたところで直ちにどうにかなるということはないが、吹いてくる風で風力発電し、流れる水で水力発電をしてみせるくらいのしたたかさがあった方がいいというか。鬱になりがちな人に不足しがちなのはおそらくその部分と思われる。

まあでもそういう時は本なんか読まずに公園を散歩するのが究極的には一番いいと思います（できるものなら）。

本が読めた日　無

なにしろ、鬱の苦しさの少なくない部分、本を読めないということが占めていた。本を読めば大抵のことは何とかなると強く思い込んで生きてきたのに。読みたい気持ちと時間は余っていても気力と集中力が足りず、本を手に取ることが減っていた。

外出に読みかけの本を持参するという長年の癖も忘れかけた頃、友人の付き添いで、周辺でいちばん古く大きなその書店へ行った。

本屋に入ること自体数年ぶりだった。友人の後へ付いてゆくまま、自ら踏み入る事はまずなさそうなジャンルの棚をなんとなく流し見していた時に、その本を見つけた。

手に取った理由は何だったか。時間をかけて本棚の一冊一冊を見てまわる友人を待ちくたびれていたのもある。辞書や図鑑の類を楽しく読む子どもだったので、その旧懐から、図鑑を思わせる装丁画に惹かれたのもあるだろう。

見た事のない奇妙な生き物と思われる色鮮やかなその絵。本の中にも、ユーモラスなタッチのものから解剖図のようなものまで多くの図版があるようだった。短い章が続く構成のようで、これなら今の自分にも読みやすそうだと思い、強く興味を惹かれた。

灰色の書架の中から、生きた蝶が飛び出してきたような出会いだった。

『鼻行類』、ハラルト・シュテュンプケ著。

帰宅したその日のうちに読み始め、数時間後には読み終えていた。

夢中になって一冊の本を休みもなく読み終えたのは数年ぶりのことで、勿論そのことは嬉しかった。けれど、一生好きでいられそうなほんとうに面白い本に出会えたことの喜びの方が大きかった。まだ自分は本が好きだったのだと思うと胸が暖かくなった。

何にも興味を持てず、倦怠感や億劫感に苛まれ寝込んでいるばかりの自分。やりたいことも出来ることもなく誰の役に立つことも出来ないでいる自分。そんな自分自身が人間らしい営みから阻害されてゆくような不安感。慣れ親しんだ遠景のように当たり前になってしまったそれらが、生まれつきの自分の性質ではなく、一過性の症状であること。

症状に覆い隠されて見出せずにいた、本来自分が持っていたはずの意欲や興味関心が、いまだ自分の中で息づいていたと知った時、散らかった自室に光が差し込んだように思えた。

自分という人間が生まれ直したような、そういう気持ちになった。

『鼻行類』との出会いは自分の可能性を前向きに捉えるきっかけになった。落ち込むことばかりでも、こんな出会いがあるのなら治ってゆくことを諦めないでいようと思えた。

蜘蛛と解放区

森千咲

わたしの家には小さい蜘蛛が住んでいる。といっても暖かい時期だけで、春先になるとどこかで生まれて、秋までに少し大きくなって、冬にはひっそり部屋のすみで干からびている。蜘蛛の赤ちゃんを見つけると春がきたなと思う。わたしの家のささやかな季節行事だ。

この執筆の話をもらって最初に思い浮かんだのは大島弓子の『ロスト ハウス』だった。鮮やかに繊細にこの世界について新しい視点をくれる漫画だ。そろそろ休みたい、リセットしたい、と思ったときに自然と手を伸ばしている。読み終わって一息ついて顔を上げると周りの景色がなんとなく違って見えて、鴨居のシミすらかわいい気がしてくる。憂鬱なときは大抵自分にも誰にも優しくなれないから、きめ細かな感覚に触れて何かを取り戻したくなるのだと思う。この物語の救いがあるようでない、ないようである感じも優しすぎなくていい。

これに出てくる「解放区」という言葉について少し考えてみる。誰にでも、その人にとっての解放区は必要だ。傷つけない範囲で自分を出す場所がないと息が詰まってしまう。それは人と会うことでも特定の場所でも行動でも、なんでも人それぞれだけど、わたしの場合は多分絵を描くことだと思う。特にその感覚は社会人になってからの方が強くなった。頭で考えていることや伝えようとしてもうまく説明できないことが絵の中ではすらすらと形になる時がある。ならない時もあるけど、でもその探っている感じが知覚をチューニングするみたいで気持ちがいい。描き終わると一つの解を得た気分になれる。わたしはこう思っていたのか、と納得したりする。でも無気力に支配されると絵も描けなくなってしまうから、そういうときによく大島弓子の漫画を読む。そうすると何か作ろうという気になって手元の付箋に小さくらくがきをする、みたいなことができたりする。

部屋に意識を戻すと、勝手気ままに飛び跳ねている蜘蛛がいた。その様子を眺めていると嬉しくなってくる。蜘蛛たちにとっての解放区を守ろうという気持ちすら湧いてくる。「この世界のどこでも どろまみれになっても 思い切りこの世界で遊んでもいいのだ」と漫画でもいっていた。もっと自由でいいのだ。

ベッドに寝転びながら網戸を少し開けると、熱くて湿気を含んだ空気が入ってくる。今日はこのまま少し窓を開けておこうと思う。

俯きながら生きている

森野花菜

玄関で靴を履くとき、鞄の中に本が入っていないと無性にそわそわする。部屋に戻ってさっと本棚を見回し、鞄が異様に重たくなるとようやく安心して出かけることができる。

思えば、これまで本当に色々な場所で本を読んできた。湖畔、コスモス畑、ブランコ、駅のホーム、市役所、精神病院の待合室、ブックオフの駐車場、平日の水族館。人と約束をすれば待ち合わせの前に付近の喫茶店へ入り、数行でも本を読んで気を落ち着かせた。以前の職場では昼食に誘ってくれた女性グループと上手く会話ができず、黙々と社食を食べたあとは一人でひたすら本を読んだ。次の日から誰も私を昼食に誘わなくなった。閉鎖病棟への入院が決まったときは、大きな紙袋二つに詰めるだけ本を持ち込んだ。手荷物検査をする看護師さんが本を一冊ずつ逆さまに振って、中に剃刀などの凶器を隠していないか調べた。ページのあいだから無機質な事務机の上へ、栞や冊子がぱさぱさと落ちていくのが、なんだか恥ずかしくて泣きたくなった。

去年の春、服薬自殺を図りＩＣＵに数日間入院した。退院してすぐ勤め先に退職の電話をし、いちど生活から離れてどこか遠くへ行こうと思った。着替えなどの身支度を簡単に済ませ、最後に一冊の本を鞄の中に入れた。

小川洋子『猫を抱いて象と泳ぐ』の登場人物はみな生きる上での身体的・精神的「不自由さ」を抱えている。彼らはその「不自由さ」に抗うことなく、奇妙で美しい運命を最後まで生きてゆく。小川洋子は生や死を特別視せず、どちらの残酷さも同じ眼差しで淡々と描いている。

まだ点滴跡の残る腕でハンドルを握り、とある海岸に辿り着くと、初老のおじいさんと小さな男の子がキャッチボールをしていた。サンバイザーをした女の人は大きな犬と散歩し、観光客らしきグループは海を背景に記念写真を撮っていた。そんな風景の端っこに座っていつものように本を読もうとしたが、海辺はやはり風が強く、手で押さえていてもぴらぴらとページが捲れてしまう。仕方なく顔をあげれば、春の海はやわらかなひかりを反射しながら、彼らも私も等しく照らしていた。どこまでも長閑な潮騒に世界そのものがまどろんでいるようだった。私が部屋に置いてきたきれぎれの生活と、いま目の前に広がる穏やかな風景のあいだの途方もない遠さに項垂れると、膝小僧の上ではまだ、開いたままだったページがぴらぴらと捲れていた。

本を読むということは、俯きながらも生きるということ。いつまで歩けばいいのかわからなくなったとき、鞄の中の本はそっと私を立ち止まらせてくれる。

喋らないヒロイン

山崎ナオコーラ

高校生だった頃、私には「対人恐怖」があって、友人がひとりもいなかった。学校には行っていたが、教室にいても一日中、口を開かなかった。本が好きだったので、「文芸部に入りたい」と考えて入学当初の一週間毎日、放課後に文芸部の部室のドアの前まで行ったのだが、どうしてもノックする勇気が持てず、入部をあきらめて帰宅部になった。「みどりの窓口」に行くのにも緊張して、通学定期券を買うのに難儀した。

ともあれ電車に毎日乗り、放課後は暇なので、駅前のデパートや商店街などをうろうろした。本屋の監視を始めた。毎日、いくつかの本屋の棚をチェックするのだ。購入に関しては慎重で、小遣いが少なかったし、緊張でアルバイトもできなかったため、単行本を買うのに半年悩んだり、文庫になるのを待ったりした。買うと、一度読むだけでは自分の金銭感覚的に合わないので、必ず続けて二回読み返し、忘れた頃にもう一度読み返した。好きな本はもっと繰り返し読んだ。

谷崎潤一郎の『細雪』は一番読み返した文庫だ。新潮文庫では上中下と三巻あって読み応えがある。

私が当時この本を気に入っていた理由のひとつに、主人公の雪子ちゃんが全然喋らない、ということがある。雪子ちゃんは三十歳を過ぎて就職も結婚もせず、まあ、ニートである。結婚したいとは思っているものの婚活は周囲任せだ。姉が頑張ってセッティングしてくれた見合いの相手から電話がかかってくると「電話が苦手」という理由で話をせずに切って駄目にするなど、かなりの「コミュ障」だ。

私が高校生だった九〇年代では、コミュニケーション能力を重視する雰囲気ががんがんに上がっていた。また、「女性の主体性」がもてはやされるようになり、ちゃんと主張するヒロインや、明るく強く道を切り開くヒロイン、といった登場人物がドラマや小説でよくみられるようになっていた。私にはジェンダーに関する悩みがあり、性差別にも反対の強い気持ちがあったのだが、自分の性格は大人しく暗かったため、居場所がないように感じていた。今でこそ、「コミュ障」というのが面白い個性のようになったり、静かな人も性差別に反対していいという雰囲気が現れ始めたりするようになったが、当時はなかったのだ。

そんな中、雪子ちゃんのような人物が長編小説のヒロインを務めていることに希望を見た。喋らなくても中心人物になれる。小説というものは面白い、と思った。

悲観論者のライフハック

山﨑裕史

小学生の頃はそれなりに楽しく毎日を送っていたようにも思うが、中学生になったぐらいで自我が芽生えた。随分と遅いような気もするが、実際にそうだったのだから仕方がない。世界の情勢、人類の歴史、日本社会のこれからが漠然と分か（ったような気にな）り、「もうダメだ」と思った。すべては右肩下がり、未来はどんどん悪くなっていくという予感がしていた。

中学の帰り、近くの書店すべてに寄り道をする日がたまにあった。どこの書店だったかは覚えていないが、開いたページから「手首——切り落とせ！」という小見出しが飛び込んできたのは覚えている。鶴見済さんの『完全自殺マニュアル』である。別に自殺を試みたこともなければ試みようと思っていたわけでもないが、「切るな」ではなく「切り落とせ」という言葉にこの人は信用できると直感した。

運良く勉強はできる方だったので、比較的にいい大学に進学できると考えていた。とは言え、いまどきの世の中が勉強だけできても通用しないことは中学生の僕でも分かっていた。

そこで、いい大学に入って、いい会社に入って、5年ぐらい働いて退職し、あとは貯金を崩しながらダラダラ生きて30歳ぐらいには死のう、というライフプランを立案した。「『イザとなったら死んじゃえばいい』っていう選択肢」によって、生きる縁が与えられたわけである。

自殺は紛れもない悲劇である。死なない方がいいに決まっている。ただ、「死ぬな」と言うだけのマッチョイズムでは話が変わる。その人がその場で仮に死ななかったとしても、その人の死にたいという問題は何も解決されないからだ。世の中には死にたいという苦悩を抱えた人がたくさんいる。ゆえに、死ぬ権利（安楽死）は保障されるべきなのだろう。その上で、誰もが死を選ばない社会を作っていくべきだと思う。問題は、安楽死制度は（日本では）現実に存在しておらず、誰もが死を選ばない社会も現実に存在していないということだ。

僕たちはこれからも生き続けていかねばならない。生きていると受験に失敗したり、仕事で恥を掻いたり、あるいは嫌な人とどうしても付き合ったりせねばならないこともある。そんなときに精神衛生上の健康を保つため、『完全自殺マニュアル』を忍ばせておくのは得策なのかも知れない。

たぶん、不真面目なんだと思う

山下賢二

鬱になりそうな状況はこれまでに何度もあったような気がする。学校での問題、進路問題、人間関係の問題、家庭内の問題、金銭の問題、健康問題。いまのところ一番キツかったのは、家庭内の問題と金銭の問題だったが、それでも僕はなぜか鬱にはならなかった。性分的に「なれなかった」という方が正しいのだろうか。

その頃は毎日、まず目が覚めることがしんどかった。できればずっと眠っていたかったし、意識がある時間はひたすら色々な本や音楽や映画を享受して、現実逃避していた。

車を運転していて深いため息をつくと、心臓を小さく揺すられるような感覚があった。そんな時「悲しみのストックがまた増えたな」と頭の隅で思っている自分がいつもいた。悲しみが増えれば増えるほど、そのあとに待ち構えているであろう歓喜の出来事の爆発度も大きくなると、僕は信じているところがある。

人生への真剣味が足りないのか、根っから脳天気なのか、ものすごく悲しい気持ちに包まれ、心臓を揺さぶられているその最中に、僕はいつもそんなことを考えてしまう。

そんなことでは、鬱にはなりきれないだろう。どんなに落ち込んでいても、食欲はあるし、なんならいつもより食べてしまう。反動でより大胆な行動を取ってしまう。

しかし、こんな僕でも鬱っぽい時間は一応、ある。なんとなくだが寝つきが悪くなることと、寝起きに布団でまどろみながら、今の不安な項目を一通り探し、その数を頭の中で指折り数える。これは、店を始めてから職業病のように始まった。アレはやったか？　アノことはどうしよう？　ナニか忘れていないか？

イレギュラーな出来事の規模が大きければ大きいほど、その時間が現れる。しかしこれは鬱ではなく、ただの「憂鬱」の可能性が高い。僕の場合、布団から跳ね起きて動き始めたら、すぐにその「気分」を忘れてしまうからだ。

そんな不真面目な自分だが、最近、元気をもらえた本がある。

『キッチンにて2』豊田道倫（自主制作）。大阪出身のシンガーソングライターが約十年前に東京で離婚した後、コロナ禍を機に中学生になる息子と大阪・西成近辺で住み始める二人暮らしの日記&エッセイ。キッチンで息子に作る大盛りの毎食。環境は鬱々とした毎日のように一見映るが、実は充実した日々がそこにあるような気がしてならない。創作とライブの日々。子供との血の通った関係性。与えられた環境でいかに自分を解放させるかのヒントがここにはある。

ぼくの精神薬

屋良朝哉

もう5年近く、精神科に通っている。ぼくは薬物依存症だ。簡単にはやめられない。自傷癖もある。この5年間、「自殺したい」と思わなかった日は、あんまりない。

精神科に行くときは本を必ず持っていく。大抵は読まない。診察に呼ばれるまでずっと床を眺めていることがほとんどだ。それでも、たまにはページを開くときがある。

いちばん持っていくことが多いのは、寺山修司の『人生処方詩集』だ。この本には寺山があつめた詩がたくさん収録されている（寺山自身の作品もある）。「ひとりぼっちがたまらなかったら」とか「いいしれず虚しくなったら」とか、読者の悩みや心の傷に合わせて、それに効く詩が紹介されている。「幸福が遠すぎたら」の詩を一部抜粋してみる。

さよならだけが
人生ならば
人生なんか　いりません

こんな感じだ。ぼくはこの詩が大好きだ。何度も読み返している。

……しかし、当たり前だが、『人生処方詩集』を読んだからといって、不安や悩みや鬱がきれいさっぱりなくなるわけではない。孤独は孤独のままだし、ぼくの病気も治らない。それでも、一瞬だけ動悸が鎮まるような、まるでベンゾジアゼピンのような、そんな効果は確かにある。本が持つ力強さを感じる。

ぼくは出版社で働いている。だから、「ぼくもこんな本をつくりたい」と思った。つくることで自分自身と、それから（おこがましいことだが）自分と似ている誰かを助けたかった。

それで『鬱の本』をつくった。

なにかに抱かれて眠る日がある

湯島はじめ

子どものころから、憂うつでなかった年はなかったように思う。たった一日や数時間という単位でみればたしかに、金色の夕凪のなかにいるような、雨のあと草のにおいが濃くなったときのような時間もあったのだけど、基本的にはいつも憂うつで、いつも疲れていた。

そのころから長らく続いて今も消えないこのような憂うつな気持ちは、私の場合はだいたい「他者と付き合うこと・それによって起こる心のゆらぎ」に起因していた。ひと嫌いというわけではなかったが、それにいまいちのめり込めない。そのうち、自分が好きな音楽や絵画や言葉、においや空気や色彩のことを忘れて、このようなひと付き合いのほうが大切になったらどうしよう。そのとき自分を本当に嫌いになってしまう、と思っていた。そのころは、ひと付き合いよりもそういうものを大切にすることが、とんでもない人でなしのように思えて、わたしをひどく落ち込ませた。

大人になって何度も引っ越して、本をたくさん手放した。わたしは読んだ本や話したことやお店の名前などをすぐに忘れてしまうので、そのほとんどをぼんやりとしか覚えていない。

だから今本棚にあるのは、忘れっぽく薄情なわたしの、それでも忘れられずにいる思い出の本なのだけど、そのうちの一冊がよしもとばななさんの『デッドエンドの思い出』だ。いつ、どこで買った本かは忘れてしまったけど、高校生のころ短期留学をしたときに持って行った記憶があるからそれ以前なのだろう。短篇集で、このなかの「ともちゃんの幸せ」という作品をわたしは事あるごとに読み返している。

『そして、お母さんが死んだとき、最高に孤独な夜の闇の中でさえ、ともちゃんは何かに抱かれていた。』

『だから、ともちゃんはいつでも、ひとりぼっちではなかった。』

きまじめな主人公「ともちゃん」の生涯。その好きな人に関することは少し描かれているが、恋愛小説ではない。ともちゃんの幸せ、ともちゃんをずっと大切に抱いているものは、恋人や仲間といった生きた人間ではなく、神というほど強大ではないもののまなざしであるという。それは、かつてわたしが大切にしたかった、目に見えないものの空気や色やにおいの感覚ととても近いものに思えた。

大人になっても憂うつは消えておらず、優しい人たちから距離をとってきつねのように丸まっている日がある。そのとき時折、この一篇のあたたかい孤高をぼんやりと想い、安心して眠る。

青木真兵（あおき・しんぺい）　1983年生まれ。埼玉県に育つ。夫婦で奈良県東吉野村に移り住み、自宅を開放して人文系私設図書館「ルチャ・リブロ」を営む。博士（文学）。社会福祉士。夫婦での共著に『彼岸の図書館　ぼくたちの「移住」のかたち』『山學ノオト』など、自著に『手づくりのアジール「土着の知」が生まれるところ』がある。

『ワインズバーグ、オハイオ』　シャーウッド・アンダーソン著　上岡伸雄訳　新潮文庫（2018）

青木海青子（あおき・みあこ）　1985年兵庫県生まれ。大学図書館勤務を経て、夫婦で奈良県東吉野村に移り住み、人文系私設図書館「ルチャ・リブロ」を営む。夫婦での共著に『彼岸の図書館　ぼくたちの「移住」のかたち』『山學ノオト』など、自著に『本が語ること、語らせること』がある。

『百物語』　杉浦日向子著　新潮文庫（1995）

『猿の眼』　岡本綺堂著　種村季弘編　国書刊行会（1993）

『怪談・骨董 他』　小泉八雲著　平井呈一訳　恒文社（1986）古書店で入手可。

安達茉莉子（あだち・まりこ）　大分県出身。作家・文筆家。東京外国語大学英語専攻卒業、サセックス大学開発学研究所開発学修士課程修了。政府機関での勤務、限界集落での生活、留学など様々な組織や場所での経験を経て、言葉と絵による作品発表・執筆をおこなう。著書に『毛布 - あなたをくるんでくれるもの』『私の生活改善運動 THIS IS MY LIFE』『臆病者の自転車生活』『世界に放りこまれた』など。海沿いの街の家を探している。

『動物のお医者さん』　佐々木倫子著　白泉社（1989）

荒木健太（あらき・けんた）　1979年熊本県生まれ。本屋店主。2003年に『えほんやるすばんばんするかいしゃ』開店、2007年に一度閉店。半年後に現在の場所で開店、現在に至る。

『にぐるまひいて』　ドナルド・ホール著　バーバラ・クーニー絵　もきかずこ訳　ほるぷ出版（1980）

飯島誠（いいじま・まこと）　1977年埼玉県生まれ。画家。

『宮沢賢治全集1』　宮沢賢治著　ちくま文庫（1986）『春と修羅』所収。

『出発点』 宮崎駿著　徳間書店（１９９６）

池田彩乃（いけだ・あやの）　１９９０年滋賀県生まれ。詩人、デザイナー、遊びを思いつくひと。２０２２年より出版業として「言祝出版」を始める。

『えーえんとくちから　笹井宏之作品集』 笹井宏之著　ＰＡＲＣＯ出版（２０１０）品切れ。現在は、ちくま文庫で読むことができる。

石井あらた（いしい・あらた）　１９８８年愛知県生まれ。山奥ニート。２０１４年に和歌山の山奥に移住。著書に『「山奥ニート」やってます』がある。

『キャッチャー・イン・ザ・ライ』 J.D.サリンジャー著　村上春樹訳　白水社（２００６）

市村 柚芽（いちむら・ゆめ）　１９９８年東京都生まれ。絵描き。著書に『花』（果林社、２０２３年）などがある。

『ブランコ』 ウィスット・ポンニミット著　小学館（２００８）品切れ。古書店で入手可。

海猫沢めろん（うみねこざわ・めろん）　１９７５年大阪府生まれ。作家。著書に『左巻キ式ラストリゾート』『キッズファイヤー・ドットコム』など。

『告白と呪詛』 シオラン著　出口裕弘訳　紀伊國屋書店（１９９４）

大谷崇（おおたに・たかし）　１９８７年神奈川県生まれ。ルーマニア思想史研究者。著書に『生まれてきたことが苦しいあなたに 最強のペシミスト・シオランの思想』（星海社新書、２０１９年）がある。

『夜の果てへの旅』 セリーヌ著　生田耕作訳　中公文庫（２０２１）

『自らに手をくだし』 ジャン・アメリー著　大河内了義訳　法政大学出版局（１９８７）絶版。入手やや困難。

大塚久生（おおつか・ひさお）　１９７０年東京都生まれ。歌手。１９９８年にロックバンド「ニーネ」を結成。ＣＤアルバムに『8月のレシーバー』、『ニーニング・ナウ！』など。

『濤聲』 国木田独歩著　新潮社（1919）絶版。古書店で入手可。

『運命』 国木田独歩著　岩波文庫（2022）

『啄木・ローマ字日記』 石川啄木著　桑原武夫編訳　岩波文庫（1977）品切れ。古書店で入手可。

大槻ケンヂ（おおつき・けんぢ）　1966年東京都生まれ。歌手、作家。1982年にロックバンド「筋肉少女帯」を結成。1994年に『くるぐる使い』で第25回星雲賞受賞。そのほか著書に『新興宗教オモイデ教』『綿いっぱいの愛を！』など多数。

『ぼくは眠れない』 椎名誠著　新潮新書（2014）

大橋裕之（おおはし・ひろゆき）　1980年愛知県生まれ。漫画家。著書に『ゾッキ A/B/C』『音楽　完全版』など。

『悪魔のいる天国』 星新一著　新潮文庫（1975）

大原扁理（おおはら・へんり）　1985年愛知県生まれ。20代から週休5日の隠居を始める。著書に『年収90万円で東京ハッピーライフ』『なるべく働きたくない人のためのお金の話』など。

『こうちゃん』 須賀敦子著　酒井駒子絵　河出書房新社（2004）

荻原魚雷（おぎはら・ぎょらい）　1969年三重県生まれ。文筆家。著書に『本と怠け者』『中年の本棚』など。編著に『怠惰の美徳』（梅崎春生）『新編　閑な老人』（尾崎一雄）がある。

『菜根談』 洪自誠著　魚返善雄訳　角川文庫（1955）現在は、岩波文庫など、複数の版元から出版されている（訳者は異なる）。

落合加依子（おちあい・かよこ）　愛知県生まれ。編集者。東京・国立市で小さな出版社兼本屋「小鳥書房」を営む。著書に『浮きて流るる』がある。

『無能の人・日の戯れ』 つげ義春著　新潮文庫（1998）

柿木将平（かきのき・しょうへい）　1990年千葉県生まれ。野田「CB PAC」店主。

『わたしがカフェをはじめた日。』　ホホホ座編　小学館（2015）

梶本時代（かじもと・ときよ）　1992年北海道生まれ。看護師の傍ら執筆活動を開始し、現在OL。雑誌『灯台より』で連載中。

『へんしん不要』　餅井アンナ著　タバブックス（2020）

頭木弘樹（かしらぎ・ひろき）　文学紹介者。『絶望名人カフカの人生論』『食べることと出すこと』『自分疲れ』『絶望名言』など著書多数。

『四月怪談』　大島弓子著　白泉社文庫（1999）「金髪の草原」所収。


勝山実（かつやま・みのる）　1971年神奈川県生まれ。ひきこもり名人。著書に『安心ひきこもりライフ』『ひきこもりカレンダー』など。

『荘子　ヒア・ナウ』　加島祥造著　PARCO出版（2006）

上篠翔（かみしの・かける）　1991年長野県生まれ。歌人。2021年『エモーショナルきりん大全』（書肆侃侃房）刊行。

『天窓のあるガレージ』　日野啓三著　講談社文芸文庫（2017）

切通理作（きりどおし・りさく）　1964年東京都生まれ。評論家・脚本家・映画監督・古本屋「ネオ書房」店主。1993年『怪獣使いと少年　ウルトラマンの作家たち』で単著デビュー。著書に『お前がセカイを殺したいなら』『宮崎駿の〈世界〉』など。

『青い鳥』　メーテルリンク著　鈴木豊訳　角川文庫（1994）現在は、新潮文庫など、複数の版元から刊行されている（訳者は異なる）。

こだま　主婦。著書に『夫のちんぽが入らない』『ここは、おしまいの地』など。

『レンタルなんもしない人の〝やっぱり〟なんもしなかった話』　レンタルなんもしない人著　晶文社（2023）

小見山転子（こみやま・てんこ）　1977年東京都生まれ。詩を書く人。著書に『水面を見上げて』『詩、海、おにぎり』がある。

『深い深い水たまり』　奈良美智著　角川書店（1997）

『奈良美智　終わらないものがたり』　イェワン・クーン著　河野晴子訳　青幻舎（2023）

ゴム製のユウヤ（ごむせいのゆうや）　1989年神奈川県生まれ。ゴムとして活動。『漫画選集ザジ』への漫画寄稿などの活動がある。

『マルクス・ラジオ』　いとうせいこう著　角川書店（1995）

佐々木健太郎（ささき・けんたろう）　歌手。1999年にロックバンド「Analogfish」を結成。CDアルバムに『アナログフィッシュ』『SNS』など。

『のほほん雑記帳』　大槻ケンヂ著　角川文庫（1997）

笹田峻彰（ささだ・しゅんしょう）　1992年大阪府生まれ。本とコーヒーを届ける「sieca」店主。

『郷愁』　ヘッセ著　高橋健二訳　新潮文庫（1956）

佐藤友哉（さとう・ゆうや）　1980年北海道生まれ。小説家。2001年『フリッカー式　鏡公彦にうってつけの殺人』でメフィスト賞を受賞。そのほか著書に『転生！太宰治』シリーズ、『ナイン・ストーリーズ』など。

『不良少年とキリスト』　坂口安吾著　新潮文庫（2019）

『不連続殺人事件』　坂口安吾著　角川文庫（2006）

左藤玲朗（さとう・れいろう）　1964年大分県生まれ。ガラス作家。沖縄「奥原硝子製造所」などで経験を積んだのち、2001年兵庫に「左藤吹きガラス工房」を設立。2009年に千葉・九十九里に移り、製作を続けている。

『人間臨終図巻』 山田風太郎著　徳間文庫（2011）

篠田里香（しのだ・さとか）　書籍編集者。2021年「生きのびるブックス」立ち上げ。

『パンとペン　社会主義者・堺利彦と「売文社」の闘い』 黒岩比佐子著　講談社文庫（2013）

『人生相談を哲学する』 森岡正博著　生きのびるブックス（2022）

柴野琳々子（しばの・りりこ）　1992年東京都生まれ。シンガーソングライター。ロックバンド「超右腕」「マドベ」などで活動。「超右腕」のCDアルバムに『PEEK-A-BOO』がある。

『こんなに長い幸福の不在』 銀色夏生著　角川文庫（1990）

島田潤一郎（しまだ・じゅんいちろう）　1976年高知県生まれ。編集者。2009年にひとり出版社、夏葉社を起業。著書に『あしたから出版社』『電車のなかで本を読む』など。

『中学生日記』 Q.B.B.著　青林工藝社（1998）　品切れ。古書店で入手可。

下川リヲ（しもかわ・りを）　1991年、熊本県出身。作詞作曲家・文筆家。2008年にロックバンド「挫・人間」を結成。最新作は『セイント・ギロチン』（2023年）。

『砂糖菓子の弾丸は撃ちぬけない』 桜庭一樹著　角川文庫（2009）

菅原海春（すがわら・みはる）　1986年東京都生まれ。2017年頃から短歌をつくり始める。2022年まで春原シオン名義。結社などの所属はなし。特に実績もなし。ふだんは広告・マーケティング関連の会社員。

『卒業式まで死にません―女子高生南条あやの日記―』 南条あや著　新潮文庫（2004）

『八本脚の蝶』 二階堂奥歯著　河出文庫（2020）

杉作J太郎（すぎさく・じぇいたろう）　1961年愛媛県生まれ。詩人、漫画家、ディスクジョッキー、狼の墓場プロダクション局長、WBFスタジオプロデューサー。著書に『ヘイ！ワイルドターキーメン』『卒業：さらばワイルドターキーメン』『杉作J太郎詩集』『応答せよ　巨大ロボット、ジェノバ』など。

『真剣師小池重明』　団鬼六著　イースト・プレス（2011）絶版。現在は、幻冬舎アウトロー文庫で読むことができる。

鈴木太一（すずき・たいち）　1976年東京都生まれ。映画監督、脚本家。2012年に長編映画『くそガキの告白』で監督デビュー。そのほか監督作品に『生きててよかった』（2022）など。

『十九歳の地図』　中上健次著　河出文庫（2015）

第二灯台守（だいにとうだいもり）　非公表。

『悪意の手記』　中村文則著　新潮文庫（2013）

高橋麻也（たかはし・まや）　1989年神奈川県生まれ。北鎌倉「珈琲　綴」店主。

『生きるぼくら』　原田マハ著　徳間文庫（2015）

高橋涼馬（たかはし・りょうま）　神奈川県生まれ。ミュージシャン。mol-74のベーシスト、またSeebirdsのフロントマンとしても活動。

『生誕の災厄』　シオラン著　出口裕弘訳　紀伊國屋書店（1976）

高村友也（たかむら・ともや）　1982年静岡県生まれ。山梨の雑木林に小屋を建てて暮らす。著書に『自作の小屋で暮らそう：Bライフの愉しみ』『存在消滅ー死の恐怖をめぐる哲学エッセイ』など。

『告白』　ジャン＝ジャック・ルソー著　桑原武夫訳　岩波文庫（1965）品切れ。古書店で入手可。

瀧波ユカリ（たきなみ・ゆかり）　1980年北海道生まれ。漫画家、エッセイスト。2004年に漫画『臨死!!江古田ちゃん』で月刊アフタヌーン冬の四季賞・大賞を受賞しデビュー。著書に『モトカレマニア』『わたしたちは無痛恋愛がしたい　～鍵垢女子と星屑男子とフェミおじさん〜』など。

『セルフケアの道具箱』 伊藤絵美著　晶文社（２０２０）

滝本竜彦（たきもと・たつひこ）　１９７８年北海道生まれ。小説家。２００１年に『ネガティブハッピー・チェーンソーエッヂ』が第５回角川学園小説大賞特別賞を受賞し、デビュー。著書に『ＮＨＫにようこそ！』『ライト・ノベル』など。

『ＮＨＫにようこそ！』 滝本竜彦著　角川文庫（２００５）

タダジュン　１９７１年東京都生まれ。イラストレーター・版画家。書籍装画や雑誌のイラストレーションを中心に活動。主な仕事に『街とその不確かな壁』（村上春樹著）、『翻訳目録』（阿部大樹著）、『オーギー・レンのクリスマス・ストーリー』（ポール・オースター著　柴田元幸訳）、『左川ちか全集』、雑誌『ＭＯＮＫＥＹ』のイラストレーションなど。
『ちいさいおうち』 バージニア・リー・バートン作　石井桃子訳　岩波書店（１９５４）

谷川俊太郎（たにかわ・しゅんたろう）　１９３１年東京生まれ。詩人。『二十億光年の孤独』でデビュー。著書に『夜のミッキー・マウス』『うつむく青年』など多数。

『気分の本質』 Ｏ・Ｆ・ボルノウ著　藤縄千艸訳　筑摩書房（１９７３）絶版。古書店で入手可。


丹治史彦（たんじ・ふみひこ）　１９６７年宮城県生まれ。編集者。２００３年、アノニマ・スタジオを設立。２０１０年より信陽堂として活動を始める。

『少年少女世界美術全集　西洋編１』 望月信成監修　保育社（１９５６）ではないかと思われる。


輝輔（てるすけ）　２００３年愛知県生まれ。絵を書いたりして生きている。

『火の鳥』 手塚治虫著　角川文庫（２０１８）

展翅零（てんし・れい）　歌人・メイド。著書に『incomplete album』がある。

『とかげ』 吉本ばなな著　新潮文庫（１９９６）

トナカイ　真の名は松本慎一。撮影と詩作を生業とする。著書に『すべてのあなたの記憶』『物語は変わる』など。

『ゲド戦記』 アーシュラ・K．ル＝グウィン著　清水真砂子訳　岩波少年文庫（２００９）

鳥羽和久（とば・かずひさ）１９７６年福岡県生まれ。教育者、作家。著書に『おやときどきこども』『君は君の人生の主役になれ』『「推し」の文化論』など。

『天才バカボン』 赤塚不二夫著　竹書房文庫（１９９４）

友川カズキ（ともかわ・かずき）１９５０年秋田県生まれ。歌手、競輪愛好家、画家。著書に『友川カズキ独白録 生きてるって言ってみろ』『一人盆踊り』など。

『小銭をかぞえる』 西村賢太著　文春文庫（２０１１）

『どうで死ぬ身の一踊り』 西村賢太著　角川文庫（２０１９）

友部正人（ともべ・まさと）１９５０年東京都生まれ。シンガーソングライター、詩人。『おっとせいは中央線に乗って』『バス停に立ち宇宙船を待つ』など著書多数。

『高階杞一詩集』 高階杞一著　ハルキ文庫（２０１５）

豊田道倫（とよた・みちのり）１９７０年岡山県生まれ。シンガーソングライター。著書に『ゴッサム・シティからの葉書』『キッチンにて』シリーズなど。

『安倍晋三 回顧録』 安倍晋三著　橋本五郎聞き手　尾山宏聞き手、構成　北村滋監修　中央公論新社（２０２３）

鳥さんの瞼（とりさんのまぶた）歌人。２０２３年に歌集『死のやわらかい』を刊行予定。

『檸檬』 梶井基次郎著　新潮文庫（２００３）「Kの昇天 ―或はKの溺死」所収。

永井祐（ながい・ゆう）　1981年東京都生まれ。歌人。著書に『日本の中でたのしく暮らす』『広い世界と2や8や7』など。

『赤光』　斎藤茂吉著　新潮文庫（2000）

中山亜弓（なかやま・あゆみ）　中野ブロードウェイにある書店「タコシェ」の店主。
『牛への道』　宮沢章夫著　新潮文庫（1997）
『身体にきく　「体癖」を活かす整体法』　片山洋次郎著　文春文庫（2013）

七野ワビせん（ななの・わびせん）　1990年滋賀県生まれ。漫画家。著書に『臆病の穴』『ハカセの失敗』など。

『イモムシの教科書』　安田守著　文一総合出版（2019）

西崎憲（にしざき・けん）　青森県生まれ。小説家、翻訳家、作曲家。著書に『世界の果ての庭　ショート・ストーリーズ』『本の幽霊』など。「フラワーしげる」名義で歌人としても活動。

『陰翳礼讃・文章読本』　谷崎潤一郎著　新潮文庫（2016）

野口理恵（のぐち・りえ）　1981年埼玉県生まれ。編集者。出版社勤務を経て、2021年rn pressを設立。同社より発刊の文芸誌『USO』シリーズ等で小説・エッセイの執筆も行う。

『向田邦子を読む』　文藝春秋編　文春文庫（2021）

初谷むい（はつたに・むい）　1996年兵庫県生まれ。歌人。著書に『花は泡、そこにいたって会いたいよ』『わたしの嫌いな桃源郷』がある。

『サワーマッシュ』　谷川由里子著　左右社（2021）

東直子（ひがし・なおこ）　1963年広島県生まれ。歌人、小説家、脚本家。1996年『草かんむりの訪問者』で第7回歌壇賞受賞。著書に『春原さんのリコーダー』『短歌の時間』など多数。

『大西民子全歌集』 大西民子、波濤短歌会著　現代短歌社（2013）

『永井陽子全歌集』 永井陽子著　青幻舎（2005）

Pippo（ぴっぽ）　近代詩伝道師・著述業。2009年より詩の読書会を主宰。著書に『心に太陽を くちびるに詩を』、編書『一篇の詩に出会った話』、編著『人間に生れてしまったけれど 新美南吉の詩を歩く』がある。

『ゲーテ格言集』 ゲーテ著　高橋健二編訳　新潮文庫（1952）

姫乃たま（ひめの・たま）　1993年東京都生まれ。ライター、歌手として活動。著書に『職業としての地下アイドル』『永遠なるものたち』など。

『フライパンでできる米粉のパンとおやつ 小麦粉なしでも本当においしい』 多森サクミ著　立東舎（2017）

緋山重（ひやま・おもり）　2003年新潟県生まれ。大学生。主に目に映るデザインや短歌の制作をしている。緑色がすき。

『斜陽』 太宰治著　新潮文庫（1950）

平野拓也（ひらの・たくや）　1987年茨城県生まれ。京都市在住。ディレクター、グラフィックデザイナー。「平野拓也デザイン事務所」主宰。

『檸檬』 梶井基次郎著　新潮文庫（2003）

pha（ふぁ）　1978年大阪府生まれ。文筆家。著書に『がんばらない練習』『しないことリスト』『どこでもいいからどこかへ行きたい』など。

『ドンケツ』 たーし著　少年画報社（2011）

『ドンケツ第2章』 たーし著　少年画報社（2019）

ふぉにまる　1992年東京都生まれ。「世界を燃やすハウスダスト」や「housedusting」名義で宅録をおこなっている。最近バンドも結成。就労もバンドも奮闘中。

『NHKにようこそ!』 滝本竜彦著 角川文庫（2005）

古宮大志（ふるみや・ひろし） 1982年北海道生まれ。歌手。2010年にロックバンド「僕のレテパシーズ」を結成。CDアルバムに『僕を殺せるのは僕だけさ』『RADIO LETEPA』など。

『ジュークボックスに住む詩人—友部正人エッセイ集』 友部正人著 思潮社（1993）

『アラスカ 光と風』 星野道夫著 福音館書店（1995）

増田みず子（ますだ・みずこ） 1948年東京都生まれ。作家。『自由時間』で第7回野間文芸新人賞受賞。『シングル・セル』『理系的』など著書多数。

『三匹の蟹』 大庭みな子著 小学館（2018）

『誘惑者』 高橋たか子著 小学館（2019）

『不意の声』 河野多恵子著 講談社（1968）品切れ。古書店で入手可。

枡野浩一（ますの・こういち） 1968年東京都生まれ。歌人。1997年のデビュー作を含む『毎日のように手紙は来るけれどあなた以外の人からである 枡野浩一全短歌集』他著書多数。

『僕は運動おんち』 枡野浩一著 集英社文庫（2009）

『毎日のように手紙は来るけれどあなた以外の人からである 枡野浩一全短歌集』 枡野浩一著 左右社（2022）

町田康（まちだ・こう） 1962年大阪府生まれ。作家。2000年に『きれぎれ』で第123回芥川賞受賞。そのほか著書に『告白』『口訳 古事記』など多数。

『幻化』 梅崎春生著 新潮社（1974）絶版。現在は、『桜島・日の果て・幻化』（講談社文芸文庫）などで読むことができる。

マツ 1967年兵庫県生まれ。コピーライター。著作（同人誌）に『孤独だと距離感がおかしくなる』『逃した魚はやさしい』

（中原ふみさんとの共作）など。

『**いちばんここに似合う人**』　ミランダ・ジュライ著　岸本佐知子訳　新潮社（２０１０）

松下育男（まつした・いくお）　１９５０年福岡県生まれ。詩人。詩集に『肴』（第29回H氏賞）『松下育男詩集』『コーヒーに砂糖は入れない』など。２０１７年より「詩の教室」を開き、その講義の記録をまとめた著書に『これから詩を読み、書くひとのための詩の教室』がある。

『**ワン デイ イン ニューヨーク**』　ウイリアム・サローヤン著　今江祥智訳　ちくま文庫（１９９９）　絶版。古書店で入手可。

miku maeda　１９８０年神奈川県生まれ。三峰のぞむ北杜の丘で暮らしとともに「雨の日の虹　珈琲 雨待ち」を営む。

『**24人のビリー・ミリガン**』　ダニエル・キイス著　堀内静子訳　早川書房（１９９２）　絶版。現在は、ハヤカワ文庫NFで読むことができる。

『**シーラという子**』　トリイ・L・ヘイデン著　入江真佐子訳　早川書房（１９９６）　絶版。現在は、ハヤカワ文庫NFで読むことができる。

『**檻のなかの子**』　トリイ・L・ヘイデン著　入江真佐子訳　早川書房（１９９７）

みささぎ　１９９６年岡山県生まれ。詩人。主にインターネット上で作品を公開する。

『**起こさないでください**』　仲西森奈著　さりげなく（２０１９）

水落利亜（みずおち・としあ）　１９８６年生まれ。X（旧ツイッター）ID:@toshiamizuochi

『**くっすん大黒**』　町田康著　文春文庫（２００２）

水野しず（みずの・しず）　１９８８年岐阜県生まれ。POP思想家。バイキングでなにも食べなかったことがある。著書『きんげんだもの』『親切人間論』。

『**もものかんづめ**』　さくらももこ著　集英社文庫（２００１）

『中島らもエッセイ・コレクション』 中島らも著 ちくま文庫（2015）

無（む） タトゥーアーティストとしてハンドポークタトゥーを手掛ける。そのほか絵、短歌、踊りや身体表現など多様な活動を通し独自の世界観を表現している。

『鼻行類』 ハラルト・シュテュンプケ著 日高敏隆・羽田節子訳 平凡社ライブラリー（1999）

森千咲（もり・ちさき） 愛知県生まれ。痕跡や気配についての絵画を制作。東京を拠点に活動中。

『ロスト ハウス』 大島弓子著 白泉社文庫（2001）

森野花菜（もりの・かな） 1995年岐阜県生まれ。会社員。Webサイト『午後三時、砂糖がけのウェブ』運営。

『猫を抱いて象と泳ぐ』 小川洋子著 文春文庫（2011）

山崎ナオコーラ（やまざき・なおこーら） 1978年福岡県生まれ。作家。2004年に『人のセックスを笑うな』が第41回文藝賞を受賞し、作家デビュー。その他『浮世でランチ』『ミライの源氏物語』など著書多数。

『細雪』 谷崎潤一郎著 新潮文庫（1955）

山﨑裕史（やまさき・ひろし） 1983年大阪府生まれ。建設業（建築設備）と自給農。2023年大阪府議会議員選挙出馬。X（旧ツイッター）ID：@BATAO_Hetare

『完全自殺マニュアル』 鶴見済著 太田出版（1993）

山下賢二（やました・けんじ） 1972年京都府生まれ。書店名でもあり編集グループでもある「ホホホ座」の座長として活動。著書に『ガケ書房の頃』『喫茶店で松本隆さんから聞いたこと』など。

『キッチンにて2』 豊田道倫著 25時（2021）

屋良朝哉（やら・あさや）１９９４年沖縄県生まれ。２０２２年にふたり出版社「点滅社」を立ち上げ。

『人生処方詩集』 寺山修司編著 立風書房（１９９３）

湯島はじめ（ゆしま・はじめ） 広島県生まれ。歌人。「歌人集団かばん」に所属。著作（同人誌）に『ジャッカロープの毛のふるえ』がある。

『デッドエンドの思い出』 よしもとばなな著 文春文庫（２００６）

鬱の本

二〇二三年十一月二一日　第一刷発行
二〇二四年七月十日　第四刷発行

編集　屋良朝哉　小室有矢　今関綾佳
発行者　屋良朝哉
装幀・本文組・イラスト　平野拓也
編集協力　鷗来堂
発行所　合同会社点滅社
〒184-0013　東京都小金井市前原町5-9-19
アートメゾン武蔵小金井202
電話042-208-7350
https://tenmetsusya.com/

印刷・製本　中央精版印刷株式会社

定価　一八〇〇円+税

ISBN 978-4-9912719-3-9 C0095 ¥1800E
Printed in Japan